EL
PLAN
✚DANIEL

DIARIO PERSONAL

FE + ALIMENTACIÓN + EJERCICIO + ENFOQUE + AMISTADES

EL PLAN DANIEL

DIARIO PERSONAL

40 DÍAS *hacia una* VIDA MÁS SALUDABLE

RICK WARREN
Y EL EQUIPO DE EL PLAN DANIEL

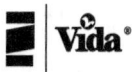

Vida®

La misión de Editorial Vida es ser la compañía líder en satisfacer las necesidades de las personas con recursos cuyo contenido glorifique al Señor Jesucristo y promueva principios bíblicos.

EL PLAN DANIEL DIARIO PERSONAL
Edición en español publicada por
Editorial Vida – 2013
Miami, Florida

© 2013 por The Daniel Plan

Este título también está disponible en formato electrónico.

Originally published in the U.S.A. under the title:
   The Daniel Plan Journal
   Copyright ©2013 by The Daniel Plan
Published by permission of Zondervan, Grand Rapids, Michigan 49530

Editora en Jefe: *Graciela Lelli*
Traducción: *Belmonte Traductores*
Edición: *Madeline Díaz*
Adaptación del diseño interior al español: *Grupo Nivel Uno, Inc.*

ISBN: 978-0-8297-6387-4

CATEGORÍA: Vida cristiana / Crecimiento personal

IMPRESO EN ESTADOS UNIDOS DE AMÉRICA
PRINTED IN THE UNITED STATES OF AMERICA

13 14 15 16 17 RRD 13 12 11 10 9 8 7 6 5 4 3 2 1

Contenido

Versiones bíblicas

EXENCIÓN DE RESPONSABILIDAD MÉDICA

El plan Daniel ofrece información sobre salud, ejercicio y nutrición, y tiene solo fines educativos. Este libro está pensado para suplementar, no reemplazar, el consejo médico profesional, los diagnósticos o los tratamientos de enfermedades de un profesional experimentado de la salud. Por favor, consulta con tu médico u otro profesional de la salud antes de comenzar o cambiar cualquier programa de salud o actividad física a fin de asegurarte de que es apropiado para tus necesidades, especialmente en caso de embarazo o si tienes algún historial familiar que comprenda problemas médicos, enfermedades o factores de riesgo.

Si tienes alguna preocupación o pregunta acerca de tu salud, siempre deberías consultar con un médico u otro profesional de la salud. Deja de hacer ejercicio de inmediato si experimentas síntomas de desmayos, mareos, dolor o dificultad respiratoria en algún momento. Por favor, no ignores, evites o retrases obtener consejo médico o relativo a la salud de un profesional debido a algo que hayas podido leer en esta guía.

Bienvenido a un nuevo estilo de vida

Aunque crecí en la iglesia, nunca he escuchado un solo sermón que hable sobre el cuerpo. Ni siquiera uno. He escuchado sermones acerca de la importancia de tu espíritu, tu alma, tu mente, tu carácter y tus valores.

Creo que es seguro afirmar que la mayoría de los cristianos no tienen una «teología de la salud». Sin embargo, la Biblia nos enseña que nuestro cuerpo es muy importante para Dios y él desea que nos ocupemos del mismo.

En Saddleback desarrollamos El plan Daniel, basado en la Biblia, para ayudarte a entender lo que Dios dice sobre tu cuerpo y por qué es importante mantener una buena salud desde el punto de vista físico, mental y espiritual. Dios te creó con un propósito, y para cumplir este propósito necesitas cuidar del cuerpo que él te dio. Hacerlo te dará más energía. Aumentará tu fortaleza y tu vigor. Te ayudará a manejar el estrés y mantener una actitud positiva.

Hemos diseñado este diario personal para guiarte y alentarte en los primeros 40 días de El plan Daniel. Cada día te proporcionaremos una inspiración bíblica que enseña la importancia espiritual de llegar a estar sano y mantenerte saludable, a la vez que te recuerda que Dios está a tu favor y desea tu éxito en El plan Daniel.

Además, te ofreceremos un consejo o una actividad breve para ayudarte a dar un paso a la vez hacia tus metas de salud. También te haremos preguntas de modo que puedas evaluar tu salud, permanecer motivado, supervisar tu progreso y adoptar nuevos hábitos.

Describir tu viaje en un formato escrito te ayuda a continuar enfocado en tus metas y te proporciona un registro motivacional que finalmente te ayuda a mantener tu impulso. Hacer progresos en un área con frecuencia trasciende y crea un impacto positivo en otras áreas. Este progreso desarrolla un ciclo en el que todos ganan para que sigas avanzando.

Sobre todo, esperamos que El plan Daniel te ayude a permanecer enfocado en Dios. A medida que dependas de él cada vez más, también serás más fuerte. Y en lugar de desear otras cosas que no apoyan tus metas, desearás tu tiempo a solas con Dios.

He sido pastor por más de treinta y cinco años, y he observado que suele haber tres razones principales para que renunciemos a nuestros muchos compromisos para llegar a estar sanos y permanecer saludables:

1. Intentamos cambiar haciendo uso de la fuerza de voluntad en lugar de hacerlo mediante el poder de Dios. Para la mayoría de nosotros, la fuerza de voluntad funcionará aproximadamente tres semanas. Luego nos cansamos y nos frustramos, y regresamos a actividades que son dañinas para nuestra salud. Por su propia naturaleza, la fuerza de voluntad significa que te estás forzando a hacer algo que tu cuerpo no quiere que hagas. Por eso la mayoría de nuestras resoluciones de Año

Nuevo no permanecen. Intentamos mantenerlas mediante la fuerza de voluntad en lugar de hacer uso del poder de Dios.

2. Intentamos cambiar utilizando motivaciones equivocadas en lugar de las motivaciones de Dios. Cuando la meta se trata solamente de «mí» —cómo me veo o me siento— por lo general no es suficiente para hacer que la mayoría de las personas siga adelante. No hay nada de malo en este tipo de metas. En realidad, verse saludable y sentirse sano son objetivos buenos.

Sin embargo, necesitamos algo mayor que nosotros mismos para ayudarnos a persistir, en particular cuando el viaje se pone difícil. El estilo de vida de El plan Daniel apoya tu salud y maximiza tu capacidad de cumplir la misión que Dios ha planeado para ti.

3. Intentamos cambiar en soledad en lugar de hacerlo con otras personas. Fuiste creado para crecer y madurar en comunidad. Es casi imposible un cambio permanente en tu vida sin el apoyo ni el aliento de otras personas. Por eso hacemos énfasis en la necesidad de tener amistades a medida que trabajas para lograr una mejor salud.

Llevar a cabo El plan Daniel con otros le aporta placer a tu viaje. Eso no significa que será fácil, pero sí que tendrás el gozo de saber que algunos amigos que están tan comprometidos a alcanzar la buena salud como lo estás tú te aceptan y aman.

Creo que disfrutarás de la vida con El plan Daniel. La mayoría de las personas descubre que su energía aumenta, comienzan a dormir mejor, su relación con Cristo se profundiza, y toda su perspectiva sobre la vida se vuelve más brillante. Su motivación se eleva a un nuevo nivel, y los beneficios comienzan a percibirse. No puedo esperar a escuchar cómo Dios utilizará una versión más saludable de ti en los próximos años. ¡Bienvenido a un viaje sorprendente y para toda la vida!

Cómo utilizar este Diario

Ahora tienes una mejor idea acerca de lo que se trata El plan Daniel, y esperamos que te sientas motivado a comenzar. Establecer el hábito de escribir un diario apoyará todo lo que hagas para avanzar hacia una mejor salud. No importa si eres un ávido escritor de diarios o lo estás intentando por primera vez. Hemos hecho que resulte fácil al crear un esquema para cada día a fin de supervisar tu progreso durante los próximos cuarenta días. ¡En realidad, pensamos que disfrutarás tanto de los beneficios de escribir, que es posible que quieras continuar haciéndolo después de tus primeros cuarenta días!

Comenzarás cada día con una Reflexión diaria basada en la Biblia a la cual puedes responder personalmente, creando un enfoque centrado en la fe de tu experiencia. Esto es lo que hace que nuestro diario personal sea único: la fe es el punto de comienzo.

Después explorarás tu progreso en cada uno de los otros Esenciales (Alimentación, Ejercicio, Enfoque y Amistades) respondiendo a las preguntas de la sección «Supervisión diaria». Es importante examinar cómo te va en todos los Esenciales.

Puede que sientas que manejas mejor uno o dos, pero desafíate a ti mismo explorando cada uno y siendo sincero en cuanto a dónde necesitas enfocar tus esfuerzos.

Una parte de tu «Supervisión diaria» examina lo que comes, lo cual es vital para lograr una mejor salud. Pronto descubrirás patrones relacionados con tus hábitos alimenticios que aclararán en gran parte el «porqué» que yace detrás de tus decisiones. También registrarás cuánta agua estás bebiendo. La hidratación resulta clave, ya que con frecuencia cuando crees que tienes hambre, ¡sencillamente estás deshidratado!

Con este diario personal, enseguida te percatarás de que rendirte cuentas a ti mismo está directamente relacionado con tu éxito. Esperamos que este libro te ofrezca mucho más que tan solo páginas para anotar tu progreso; en realidad, nuestra oración es que pases a tener una relación más profunda con Dios.

Antes de comenzar

Toma unos días para establecer metas, repasar las pautas alimenticias de El plan Daniel, evaluar dónde estás en cada uno de los cinco Esenciales, y anotar tu actual estado de salud. Proverbios 4.26 señala: «Endereza las sendas por donde andas; allana todos tus caminos».

S	eSpecíficas
M	Mensurable
A	Alcanzable
R	Relevantes
T	limitadas en el Tiempo

Establecer metas ayuda a tu cerebro a ayudarte. Siempre que establezcas metas claras y mensurables, la parte ejecutiva del cerebro contribuye a hacer que sucedan. **—Dr. Daniel Amen**

METAS
SMART

Establece metas SMART (eSpecíficas, Mensurables, Alcanzables, Relevantes y limitadas en el Tiempo), de forma similar a lo que hablamos en el capítulo 6 de *El plan Daniel* sobre el Esencial del Enfoque. Fijarse metas es una disciplina espiritual como la oración y pasar tiempo a solas con Dios. En realidad, las metas pueden ser un acto de mayordomía o adoración, donde dices: «Dios, quiero aprovechar al máximo lo que he recibido», o: «Dios, te entrego de nuevo la vida que me has dado, y quiero ir en tu dirección».

Las metas **eSpecíficas** son las que están claras y no resultan ambiguas. Es aquí donde entiendes exactamente lo que se espera y por qué es importante. Una meta específica normalmente responde cinco preguntas:

- ¿Qué?
- ¿Por qué?
- ¿Quién?
- ¿Dónde?
- ¿Cuáles? (Identifica los requisitos y las limitaciones en las áreas de la fe, la alimentación, el ejercicio, el enfoque y las amistades.)

Para establecer metas específicas, necesitas conocer la diferencia entre presiones y prioridades, entre actividad y logro, entre lo que es urgente y lo que es importante. Si enfocas tu energía en metas que no están dirigidas por Dios, esta no tendrá mucha potencia. Pablo mostró un ejemplo de esto en 1 Corintios 9.26: «Así que yo no corro como quien no tiene meta; no lucho como quien da golpes al aire». La energía que está enfocada tiene un enorme poder.

Mensurables hace hincapié en la necesidad de puntos de referencia tangibles. Si una meta no es mensurable, ¿cómo sabrás si estás haciendo progresos? Medir tu progreso te ayuda a permanecer en curso y te mantiene emocionado. Una meta mensurable normalmente responderá preguntas como «¿cuánto?» y «¿para cuándo?».

Alcanzables significa que la meta tiene que ser realista, aunque está bien tener grandes sueños. Las metas radicales normalmente invitan al fracaso y la frustración. Cuando identificas metas que son muy importantes para ti, pensarás en maneras de hacer que se cumplan.

Al mismo tiempo, también debes entender que alcanzable no significa solamente las metas que puedes lograr por ti mismo. Si puedes hacerlo por ti mismo, entonces en realidad no necesitas tener ninguna fe. Las metas pueden aumentar tu fe y afirmar tu confianza en Dios.

Relevantes significa que escoges metas que importan. Una meta relevante responde «sí» a estas preguntas: ¿Parece que vale la pena? ¿Es este el momento correcto? ¿Encaja esto con tus otros esfuerzos y necesidades?

También significa que tus metas son relevantes para Dios y le dan gloria. Cualquier meta que te acerque más a Dios y te haga querer servirle a él y a los demás es una meta que importa. El apóstol Pablo nos alentó: «Por eso nos empeñamos en agradarle, ya sea que vivamos en nuestro cuerpo o que lo hayamos dejado» (2 Corintios 5.9).

Limitadas en el tiempo subraya la importancia de lograr una meta dentro de cierto marco de tiempo. Cuando utilizas criterios limitados en el tiempo, serás capaz de medir tus metas y centrar tus esfuerzos en una fecha designada.

A continuación aparecen algunos ejemplos de metas SMART:

1. Perder 30 libras (13 kilos) en seis meses.
2. Caminar como si llegase tarde 4 veces por semana durante 45 minutos con mi compañero de andar.
3. Hacer una limpieza profunda de la cocina (es decir, eliminar de la cocina todos los alimentos poco sanos) una vez a la semana.
4. Pasar una noche por semana con amigos leyendo y dialogando sobre el material de El plan Daniel. Llamar entre reuniones para recibir aliento y rendir cuentas.
5. Pasar de 5 a 10 minutos al día anotando mi progreso.
6. Pasar 10 minutos o más al día en oración o leyendo mi Biblia.
7. Comer según El plan Daniel: alimentos aprobados el 90% del tiempo.

Trabajar hacia metas SMART te dará la dirección que necesitas para enfocarte en lo que es realmente importante. Anotarás estas metas en las páginas 22–24 y las repasarás cada diez días.

EL PLAN DANIEL
PLATO

Durante los próximos cuarenta días estarás supervisando tu comida. Por eso creamos el plato de El plan Daniel. ¡Seguir el plato tan exactamente como puedas te mantendrá enfocado en alimentos que en verdad te responderán con amor! A medida que aprendas a usar las pautas del plato, maximizarás tu energía, impulsarás tu metabolismo y refrenarás tus deseos. No te preocupes, sabemos que cada día *no* es perfecto. En realidad,

> Las metas son como imanes que te impulsan hacia delante cuando tienes ganas de abandonar. ¡Te dan esperanza!

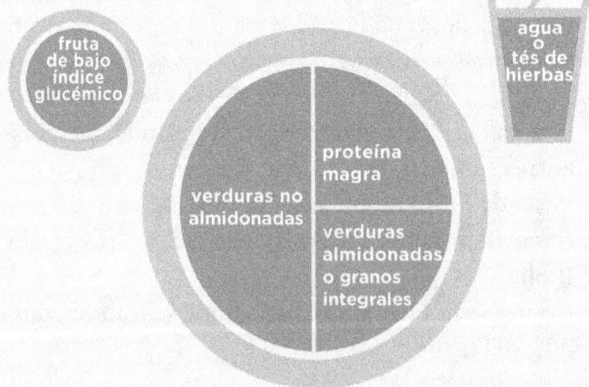

El plato perfecto de El plan Daniel

fruta de bajo índice glucémico

agua o tés de hierbas

proteína magra

verduras no almidonadas

verduras almidonadas o granos integrales

el diario personal de El plan Daniel tiene que ver con progreso, *no* con perfección. Se trata de dar pasos en la dirección correcta.

El plan Daniel proporciona una guía fácil para usar en cada comida:

- 50% de verduras no almidonadas
- 25% de proteína saludable animal o vegetal
- 25% de almidones saludables o granos enteros
- Acompañamiento de fruta de bajo nivel glucémico
- Bebida: agua o tés de hierbas

Aquí tienes algunas opciones estupendas a fin de comenzar. Para más ideas, asegúrate de visitar **www.elplandaniel.com** o descargar la App (solamente disponible en inglés) de El plan Daniel de modo que puedas obtener deliciosas recetas y mucho más.

VERDURAS NO ALMIDONADAS

Espárragos
Pimientos
Brócoli
Coliflor
Coles
Pepino
Judías verdes
Berza o col rizada
Espinacas
Calabacín

PROTEÍNA

Frijoles
Ternera
Pollo
Huevos
Fletán o platija
Lentejas
Frutos secos
Salmón
Semillas
Pavo

ALMIDÓN O CEREAL

Remolacha
Arroz integral o negro
Zanahorias
Trigo sarraceno
Guisantes
Maíz
Quinoa
Patata dulce
Nabos
Calabaza de invierno

FRUTA DE BAJO ÍNDICE GLUCÉMICO

Manzanas
Moras
Arándanos
Bayas de Goji
Pomelo
Ciruelas
Kiwi
Nectarinas
Duraznos
Frambuesas

LOS 5 DE EL PLAN DANIEL
EVALUACIÓN DE LOS ESENCIALES

Resulta muy importante recordar que todos tenemos diferentes puntos de partida. De modo que es una magnífica idea examinar tu salud en cada uno de los cinco Esenciales antes de comenzar y al final del programa. En una escala del 1 al 5, por favor, evalúa tu actual estado para cada uno de los Esenciales de El plan Daniel. Te alentamos a realizar este sondeo antes de que tu programa empiece y cuando termine.

FE

	Muy insatisfecho	Insatisfecho	Neutral	Satisfecho	Muy satisfecho
1. Relación con Dios.	1	2	3	4	5
2. Sentimiento de significado y propósito *en la vida.*	1	2	3	4	5
3. Prácticas espirituales: oración, adoración, meditación.	1	2	3	4	5
4. Crecimiento espiritual.	1	2	3	4	5
5. Dar a otros.	1	2	3	4	5

Suma cada columna y anota tu puntuación total en la Fe: _____

ALIMENTACIÓN

	Nunca	Casi nunca	A veces de las veces	La mayoría	A diario
1. Como 7 o más raciones de una variedad de verduras y frutas.	1	2	3	4	5
2. Como proteína magra con cada comida.	1	2	3	4	5
3. Bebo de 8 a 10 vasos de agua cada día.	1	2	3	4	5
4. Escojo grasas sanas.	1	2	3	4	5
5. Como un desayuno sano y nutritivo.	1	2	3	4	5

Suma cada columna y anota tu puntuación total en la Alimentación: _____

EJERCICIO

	Muy insatisfecho	Insatisfecho	Neutral	Satisfecho	Muy satisfecho
1. Mi cuerpo (aspecto/peso).	1	2	3	4	5
2. Mi resistencia cardiovascular.	1	2	3	4	5
3. Mi fuerza.	1	2	3	4	5
4. Mi flexibilidad.	1	2	3	4	5
5. Mi salud física.	1	2	3	4	5

Suma cada columna y anota tu puntuación total en el Ejercicio: _____

ENFOQUE

	Muy insatisfecho	Insatisfecho	Neutral	Satisfecho	Muy satisfecho
1. Actitud mental positiva.	1	2	3	4	5
2. Logro de metas personales.	1	2	3	4	5
3. Paz mental.	1	2	3	4	5
4. Gratitud y agradecimiento.	1	2	3	4	5
5. Capacidad de manejar los errores o fracasos.	1	2	3	4	5

Suma cada columna y anota tu puntuación total en el Enfoque: _____

AMISTADES

	Muy insatisfecho	Insatisfecho	Neutral	Satisfecho	Muy satisfecho
1. Relación con mi otro importante.	1	2	3	4	5
2. Relaciones con mi familia.	1	2	3	4	5
3. Relaciones con mis amigos.	1	2	3	4	5
4. Relaciones con otros (compañeros de trabajo/vecinos).	1	2	3	4	5
5. Mis capacidades de comunicación.	1	2	3	4	5

Suma cada columna y anota tu puntuación total en el Enfoque: _____

ESENCIALES DE EL PLAN DANIEL
RESULTADOS DE LA EVALUACIÓN

¡Felicidades! Ahora que has completado tu evaluación, copia tus puntuaciones para cada área de bienestar (Fe, Alimentación, Ejercicio, Enfoque y Amistades) en la tabla que aparece a continuación en la columna «Mi puntuación». Después lee las siguientes páginas para obtener un mejor entendimiento de lo que significan tus puntuaciones y descubrir en qué áreas necesitas enfocarte más. Asegúrate de entrar en la página web *www.elplandaniel.com* para aprender sobre las etapas del cambio y cómo seguir adelante con tu programa.

MI PUNTUACIÓN

FE

ALIMENTACIÓN

EJERCICIO

ENFOQUE

AMISTADES

TU PUNTUACÍON:

Puntuación de 20–25: ¡Bien hecho! Si tu puntuación estuvo entre 20 y 25 puntos en un Esencial de El plan Daniel en particular, tus respuestas demuestran que eres consciente de la importancia de esa área para tu bienestar personal y has desarrollado los hábitos para una calificación tan alta.

Puntuación de 15–20: Si tu puntuación estuvo entre 15 y 20 puntos en uno o más de los Esenciales de El plan Daniel, tus prácticas de salud y bienestar van bien, pero puede que haya lugar para alguna mejora. Identifica las áreas en las que estás insatisfecho y comienza a repasar los consejos y las estrategias de *El plan Daniel, The Daniel Plan* DVD Study y Study Guide (disponibles solo en inglés), así como otras herramientas que te ayuden a mejorar tu puntuación la próxima vez que hagas esta evaluación.

Puntuación de 10–15: Si tu puntuación estuvo entre 10 y 15 puntos en uno o más de los Esenciales de El plan Daniel, puede que esa sea un área ideal en la que enfocar tu atención y establecer metas concretas.

Puntuación menor de 5–10: Si tu puntuación fue menor de 10 puntos en uno o más de los Esenciales de El plan Daniel, es momento de realizar algunos cambios. Identifica todas las áreas donde puntuaste con un 1 o un 2 y considera mejorar esos puntos.

Ahora que tienes a la mano tus puntuaciones, es posible que quieras enfocarte en uno o dos Esenciales, o quizá en los cinco. Recuerda que este es *tu* viaje. Todos tenemos diferentes puntos de partida, de modo que mantente enfocado en lo que quieras lograr. Es muy bueno consultar con los amigos para obtener ideas, pero no te desvíes al compararte con otros. Lo más importante es que *tú* estás dando pequeños pasos en la dirección correcta.

Evaluación de salud de 40 Días

	DÍA 1
Altura	
Peso	
IMC*	
Presión sanguínea	
Cintura	
Caderas	
Nivel de actividad**	

*Consultar la página 199 para calcular tu IMC.
****Sedentario** (rara vez o nunca hago actividades físicas).
Ligero (hago actividades físicas ligeras o moderadas cada semana).
Regular (hago actividades físicas moderadas semanalmente, 20-30 minutos al día, 3-4 días por semana).
Activo a vigoroso (hago actividades físicas moderadas o vigorosas semanalmente, 30-60 minutos al día, 5 o más días por semana).

También puedes supervisar tu evaluación de salud en línea (*www.elplandaniel.com*) o con la App de El plan Daniel.

ESTABLECE METAS SMART
PARA LOS PRÓXIMOS 40 DÍAS

Escoge uno o dos Esenciales en los que enfocarte y reevalúa tus metas SMART mientras lo haces.

- **FE:**
  (Ejemplo: «Comenzar mi día leyendo la Biblia».)

- **ALIMENTACIÓN:**
  («Eliminar de mi despensa todos los alimentos poco sanos».)

- **EJERCICIO:**
  («Caminar como si llegase tarde cuatro o cinco veces por semana».)

- **ENFOQUE:**
  («Comer según El plan Daniel: alimentos aprobados al menos el 90% de las veces».)

- **AMISTADES:**
  («Encontrar amigos que quieran ir en este viaje conmigo».)

Fe
LA VIDA ABUNDANTE

[Jesús dijo:] «Yo he venido para que tengan vida, y la tengan en abundancia».

—Juan 10.10

REFLEXIÓN
DIARIA

Jesús quiere que experimentes la plenitud de la vida. Tu relación con él te capacita para darle significado y propósito a cada momento. Jesús dice que esta vida abundante en él será mejor que todos tus sueños englobados en uno solo.

En esta vida real y eterna, cada parte de ti está interconectada: tu salud espiritual está conectada a tu salud física, y ambas están conectadas a tu salud mental y emocional. Un problema en un área afectará a todas las demás.

Dios te moldeó con esta interconexión, así que en tu viaje debes aprender a confiar en que él también te ha dado los medios y métodos a fin de mantener la buena salud necesaria para una vida abundante. Dios nunca quiso que te quedaras sentado en las gradas, sin poder participar en la plenitud de la vida. Él desea que avances y tengas una mayor energía y productividad con significado eterno.

¿Cuáles son los recursos y medios que ya están presentes en tu vida y te ayudarán a lograr tus metas en El plan Daniel?

¿Cómo sería tu vida más plena si pudieras alcanzar tus metas de salud? ¿Qué podrías hacer y lograr con una mayor energía y mejor salud?

FE

- ¿Cómo ha evitado tu salud que participes en la vida que Dios tiene para ti?

SUPERVISIÓN
DIARIA

ALIMENTACIÓN

- ¿En qué medida se correspondieron tus comidas con el plato de El plan Daniel hoy?

- ¿Cómo evaluarías tu alimentación hoy en una escala del 1 al 10 (siendo 10 el mejor)?

1   2   3   4   5   6   7   8   9   10

- Algunas de las mejores decisiones que tomé hoy fueron: (*por ejemplo, comer un desayuno sano*)

🥾 EJERCICIO

- ¿Qué tipo de ejercicio/movimiento hiciste hoy?

- Duración:

  10   15   20   25   30   35   40   45   50   55   60

💡 ENFOQUE

- Gratitud por hoy:

- Meta para mañana:

👥 AMISTADES

- ¿Quién te alentó, apoyó o se unió a ti en tu viaje de salud hoy?

- ¿Quién necesita tu aliento, apoyo o compañía?

COMPROBACIÓN DIARIA
DE LA ALIMENTACIÓN

- ¿Qué comiste hoy? ¿Cómo te hizo sentir?

  DESAYUNO:

  APERITIVO:

  ALMUERZO:

  MERIENDA:

  CENA:

  AGUA: ¿CUÁNTA AGUA BEBISTE?

- Cuando comiste hoy, ¿fue porque tenías hambre? ¿O te sentiste motivado por el aburrimiento, el estrés o la fatiga?

- ¿Qué funcionó?

- ¿Hay algún ajuste o cambio para mañana?

Alimentación
COMIDAS PARA GLORIA

Ya sea que coman o beban o hagan cualquier otra cosa,
háganlo todo para la gloria de Dios.

—1 Corintios 10.31

REFLEXIÓN
DIARIA

La comida es un regalo de Dios, de modo que debe ser saboreada. Cuando comes apresuradamente, tiendes a comer en exceso y te pierdes el objetivo del regalo. Frena la velocidad y aprecia los gustos, las texturas y los placeres que puede dar la buena comida. Hoy, en lugar de comer en tu auto o de pie en la cocina, intenta sentarte para disfrutar de cada comida y tomarte tu tiempo.

> «Si quieres formar un nuevo hábito, ponte a trabajar; si quieres romper un mal hábito, ponte de rodillas».
>
> —Marie T. Freeman

Las comidas son momentos en los que puedes reenfocarte en Dios y darle gracias por proveerte los alimentos que consumes. También es un tiempo en el que puedes conectarte con los amigos y disfrutar juntos de una comida, celebrando lo que Dios está haciendo en sus vidas.

¿Cómo cambiaría la forma en que experimentas los alimentos si sencillamente disminuyeras la velocidad y dedicaras un tiempo a apreciar cada bocado al igual que la compañía de la persona con quien comes?

FE

- Una de las maneras en que comemos para la gloria de Dios es escogiendo alimentos que sean buenos para nuestro cuerpo. Dios nos dio esos alimentos a fin de mantenernos sanos. ¿Cómo te ayuda a decidir qué comer el hecho de saber esto?

SUPERVISIÓN
DIARIA

ALIMENTACIÓN

- ¿En qué medida se correspondieron tus comidas con el plato de El plan Daniel hoy?

- ¿Cómo evaluarías tu alimentación hoy en una escala del 1 al 10 (siendo 10 el mejor)?

| 1 | 2 | 3 | 4 | 5 | 6 | 7 | 8 | 9 | 10 |

- Algunas de las mejores decisiones que tomé hoy fueron:
  (por ejemplo, comer un desayuno sano)

EJERCICIO

- ¿Qué tipo de ejercicio/movimiento hiciste hoy?

- Duración:

  10   15   20   25   30   35   40   45   50   55   60

ENFOQUE

- Gratitud por hoy:

- Meta para mañana:

AMISTADES

- ¿Quién te alentó, apoyó o se unió a ti en tu viaje de salud hoy?

- ¿Quién necesita tu aliento, apoyo o compañía?

COMPROBACIÓN DIARIA
DE LA ALIMENTACIÓN

- ¿Qué comiste hoy? ¿Cómo te hizo sentir?

  DESAYUNO:

  APERITIVO:

  ALMUERZO:

  MERIENDA:

  CENA:

  AGUA: ¿CUÁNTA AGUA BEBISTE?

- Cuando comiste hoy, ¿fue porque tenías hambre? ¿O te sentiste motivado por el aburrimiento, el estrés o la fatiga?

- ¿Qué funcionó?

- ¿Hay algún ajuste o cambio para mañana?

Ejercicio

EL MEJOR EJERCICIO

El Señor es mi fuerza y mi escudo [...] Mi corazón salta
de alegría, y con cánticos le daré gracias.

—Salmos 28.7

REFLEXIÓN
DIARIA

Piensa en lo siguiente: Dios no habría diseñado tu cuerpo de modo que necesite el ejercicio físico y al mismo tiempo haría del ejercicio lo más horroroso y tedioso que tienes que hacer.

Dios sabe que estamos moldeados de modo distinto, así que hay un «ejercicio» para cada uno de nosotros. El mejor ejercicio es el que realmente harás porque lo disfrutas. Por lo tanto, ¿qué te gusta hacer? ¿Qué te parece divertido? Pídele a Dios que te muestre qué es, e inténtalo, incluso si te hace salir de tu zona de comodidad.

Este es un buen lugar para comenzar: avanza hacia el gozo. Si piensas que el ejercicio es tedioso, como si fuera una

> El gozo es parte del fruto del Espíritu (Gálatas 5.22). Con frecuencia me inclino a pensar que el gozo es el motor, lo que mantiene avanzando a todo lo demás.
>
> **—Richard Foster,**
> *Celebración a la disciplina*

obligación en tu vida, tu motivación desaparecerá. Si diriges tus energías sabiamente y haces algo que te guste, algo que *harás*, descubrirás que la motivación llega de modo natural.

Hoy, escribe sobre algún momento en el que te divertiste al participar en la actividad física, como adulto y como niño. ¿Qué actividades te gustan o disfrutabas antes de estar demasiado ocupado?

🎭 FE

- Escribe debajo «Avanzar hacia el gozo» y anota lo que venga a tu mente cuando piensas en esa frase. ¡Después escoge una actividad y hazla!

SUPERVISIÓN
DIARIA

🌀 ALIMENTACIÓN

- ¿En qué medida se correspondieron tus comidas con el plato de El plan Daniel hoy?

- ¿Cómo evaluarías tu alimentación hoy en una escala del 1 al 10 (siendo 10 el mejor)?

| 1 | 2 | 3 | 4 | 5 | 6 | 7 | 8 | 9 | 10 |

- Algunas de las mejores decisiones que tomé hoy fueron:
  (*por ejemplo, comer un desayuno sano*)

EJERCICIO

- ¿Qué tipo de ejercicio/movimiento hiciste hoy?

- Duración

  10   15   20   25   30   35   40   45   50   55   60

ENFOQUE

- Gratitud por hoy:

- Meta para mañana:

AMISTADES

- ¿Quién te alentó, apoyó o se unió a ti en tu viaje de salud hoy?

- ¿Quién necesita tu aliento, apoyo o compañía?

COMPROBACIÓN DIARIA
DE LA ALIMENTACIÓN

- ¿Qué comiste hoy? ¿Cómo te hizo sentir?

  DESAYUNO:

  APERITIVO:

  ALMUERZO:

  MERIENDA:

  CENA:

  AGUA: ¿CUÁNTA AGUA BEBISTE?

- Cuando comiste hoy, ¿fue porque tenías hambre? ¿O te sentiste motivado por el aburrimiento, el estrés o la fatiga?

- ¿Qué funcionó?

- ¿Hay algún ajuste o cambio para mañana?

Enfoque
LA TRANSFORMACIÓN
COMIENZA EN LA MENTE

No se amolden al mundo actual, sino sean transformados
mediante la renovación de su mente.

—*Romanos 12.2*

REFLEXIÓN
DIARIA

Puede que pienses que la transformación de tu salud comienza con el esfuerzo físico, pero la verdad es que si quieres un cambio duradero en tu vida, necesitas reenfocar tu mente.

Cuando cambias tu viejo modo de pensar por uno nuevo, es entonces que la transformación comienza a suceder. Efesios 4.24 afirma que debemos ponernos «el ropaje de la nueva naturaleza, creada a imagen de Dios, en verdadera justicia y santidad».

Para renovar tu mente, vas a tener que librarte de las viejas actitudes, los viejos patrones de pensamiento, las viejas imágenes con las que has estado viviendo, de modo que puedas ponerte el nuevo ropaje que Dios tiene para ti.

🎭 FE

- ¿Cuál de tus patrones de pensamiento puede ser poco sano o erróneo? Pídele a Dios que transforme tu mente con su verdad.

- El doctor Amen escribió un libro titulado *Change Your Brain, Change Your Life* [Cambia tu mente, cambia tu vida]. ¿Cómo haces eso? ¿Con qué estás alimentando tu cerebro que necesita ser sustituido por verdad?

- Uno avanza hacia cualquier cosa en la que se enfoque. Pasa algún tiempo escribiendo las cosas que quieres en tu vida y orando para que Dios cambie tu enfoque a fin de que puedas avanzar.

SUPERVISIÓN
DIARIA

🌐 ALIMENTACIÓN

- ¿En qué medida se correspondieron tus comidas con el plato de El plan Daniel hoy?

- ¿Cómo evaluarías tu alimentación hoy en una escala del 1 al 10 (siendo 10 el mejor)?

1   2   3   4   5   6   7   8   9   10

- Algunas de las mejores decisiones que tomé hoy fueron: *(por ejemplo, comer un desayuno sano)*

👟 EJERCICIO

- ¿Qué tipo de ejercicio/movimiento hiciste hoy?

- Duración

  10   15   20   25   30   35   40   45   50   55   60

💡 ENFOQUE

- Gratitud por hoy:

- Meta para mañana:

👪 AMISTADES

- ¿Quién te alentó, apoyó o se unió a ti en tu viaje de salud hoy?

- ¿Quién necesita tu aliento, apoyo o compañía?

COMPROBACIÓN DIARIA
DE LA ALIMENTACIÓN

- ¿Qué comiste hoy? ¿Cómo te hizo sentir?

  DESAYUNO:

  APERITIVO:

  ALMUERZO:

  MERIENDA:

  CENA:

  AGUA: ¿CUÁNTA AGUA BEBISTE?

- Cuando comiste hoy, ¿fue porque tenías hambre? ¿O te sentiste motivado por el aburrimiento, el estrés o la fatiga?

- ¿Qué funcionó?

- ¿Hay algún ajuste o cambio para mañana?

Amistades
ACEPTACIÓN INCONDICIONAL

Acéptense mutuamente, así como Cristo los aceptó a ustedes para gloria de Dios.

—Romanos 15.7

REFLEXIÓN
DIARIA

Dios nos acepta a pesar de nuestras vidas confundidas, nuestros motivos impuros y nuestras actitudes irritantes (Efesios 1.6). Una de las maneras en que reflejamos el amor de Dios y le damos gloria es aceptándonos los unos a los otros tal como él lo hace. Esto significa que aceptamos las peculiaridades de los demás y pasamos por alto sus faltas a fin de ver a una persona creada a la imagen de Dios.

Tal aceptación hace que tus amigos se sientan seguros contigo. Y eso es lo que necesitas para obtener apoyo en El plan Daniel. A fin de disfrutar de ese tipo de apoyo crítico con tus amigos, necesitarás aceptar a los demás incondicionalmente.

Esta aceptación crea un entorno seguro donde las personas no tienen miedo de expresar sus temores y dudas, o de hablar sobre sus luchas y dónde comienza el cambio que perdura.

¿Por qué crees que las personas tienen más probabilidades de cambiar después, y no antes, de encontrar aceptación? ¿Cómo puedes demostrarle tu aceptación a un amigo o persona en tu grupo de El plan Daniel?

FE

- En este diario personal o en una hoja de papel que planees tirar, escribe cinco sucesos de tu pasado que hacen difícil para ti creer que Dios te acepta.

SUPERVISIÓN
DIARIA

ALIMENTACIÓN

- ¿En qué medida se correspondieron tus comidas con el plato de El plan Daniel hoy?

- ¿Cómo evaluarías tu alimentación hoy en una escala del 1 al 10 (siendo 10 el mejor)?

| 1 | 2 | 3 | 4 | 5 | 6 | 7 | 8 | 9 | 10 |

- Algunas de las mejores decisiones que tomé hoy fueron:
  (por ejemplo, comer un desayuno sano)

EJERCICIO

- ¿Qué tipo de ejercicio/movimiento hiciste hoy?

- Duración

  10   15   20   25   30   35   40   45   50   55   60

ENFOQUE

- Gratitud por hoy:

- Meta para mañana:

AMISTADES

- ¿Quién te alentó, apoyó o se unió a ti en tu viaje de salud hoy?

- ¿Quién necesita tu aliento, apoyo o compañía?

COMPROBACIÓN DIARIA
DE LA ALIMENTACIÓN

- ¿Qué comiste hoy? ¿Cómo te hizo sentir?

   DESAYUNO:

   APERITIVO:

   ALMUERZO:

   MERIENDA:

   CENA:

   AGUA: ¿CUÁNTA AGUA BEBISTE?

- Cuando comiste hoy, ¿fue porque tenías hambre? ¿O te sentiste motivado por el aburrimiento, el estrés o la fatiga?

- ¿Qué funcionó?

- ¿Hay algún ajuste o cambio para mañana?

Fe

CONFÍA EN DIOS DÍA A DÍA

«Danos hoy nuestro pan cotidiano».
—Mateo 6.11

REFLEXIÓN
DIARIA

Notemos que la Biblia no dice: «Danos hoy nuestro pan *semanal*», o «Danos hoy nuestro pan *anual*».

Dios quiere que confiemos en él día a día. No necesitas preocuparte por el mañana hasta que llegue mañana. No necesitas preocuparte por la próxima semana hasta que llegue la próxima semana.

Esto significa que no tienes que estresarte por todos los futuros pasos necesarios para convertirte en un *Daniel el fuerte*. Tan solo necesitas enfocarte en lo que precisas hacer hoy. Puedes concentrarte en tener éxito en El plan Daniel día a día.

Jesús dijo: «Así que no se preocupen por el mañana, porque el día de mañana traerá sus propias preocupaciones. Los problemas del día de hoy son suficientes por hoy» (Mateo 6.34, NTV).

🎭 FE

- ¿Por qué crees que Dios quiere que vivas día a día?

- Haz una lista de todas tus preocupaciones relacionadas con tu viaje en El plan Daniel. Ahora reduce la lista hasta dejar solo las cosas que tienes que tratar hoy.

SUPERVISIÓN
DIARIA

🐦 ALIMENTACIÓN

- ¿En qué medida se correspondieron tus comidas con el plato de El plan Daniel hoy?

- ¿Cómo evaluarías tu alimentación hoy en una escala del 1 al 10 (siendo 10 el mejor)?

| 1 | 2 | 3 | 4 | 5 | 6 | 7 | 8 | 9 | 10 |

- Algunas de las mejores decisiones que tomé hoy fueron:
  (*por ejemplo, comer un desayuno sano*)

EJERCICIO

- ¿Qué tipo de ejercicio/movimiento hiciste hoy?

- Duración

  10   15   20   25   30   35   40   45   50   55   60

ENFOQUE

- Gratitud por hoy:

- Meta para mañana:

AMISTADES

- ¿Quién te alentó, apoyó o se unió a ti en tu viaje de salud hoy?

- ¿Quién necesita tu aliento, apoyo o compañía?

COMPROBACIÓN DIARIA
DE LA ALIMENTACIÓN

- ¿Qué comiste hoy? ¿Cómo te hizo sentir?

  DESAYUNO:

  APERITIVO:

  ALMUERZO:

  MERIENDA:

  CENA:

  AGUA: ¿CUÁNTA AGUA BEBISTE?

- Cuando comiste hoy, ¿fue porque tenías hambre? ¿O te sentiste motivado por el aburrimiento, el estrés o la fatiga?

- ¿Qué funcionó?

- ¿Hay algún ajuste o cambio para mañana?

Alimentación
LIMPIEZA TOTAL

*Queridos amigos [...] limpiémonos de todo lo que pueda
contaminar nuestro cuerpo o espíritu. Y procuremos alcanzar
una completa santidad porque tememos a Dios.*

—2 Corintios 7.1 (NTV)

REFLEXIÓN
DIARIA

Llegar a estar sano implica un proceso gradual, pero puedes
realizar un cambio inmediato al comenzar con tu cocina. Es
posible que te sorprenda descubrir cuántos ingredientes poco
sanos e impostores de la comida saludable acechan en tu despensa.

Muy pocos de nosotros abriríamos el recipiente del azúcar
y nos comeríamos una cucharada como aperitivo. Sin embargo, muchos hacemos algo equivalente a eso cuando comemos
como aperitivo una barrita de cereales sin investigar nunca la
etiqueta. Por ejemplo, la harina refinada, el sirope de maíz de
alta fructosa y otras amenazas están con frecuencia «ocultos a
plena vista» en nuestros alimentos.

Es momento de una limpieza total. Elimina lo malo a fin de
hacer espacio para la abundancia de alimentos saludables que
son parte de El plan Daniel.

Hoy, haz un inventario de los alimentos que tienes a mano en tu despensa y tu refrigerador. Establece la meta de eliminar todos los alimentos que contengan ingredientes que no reconoces como comida real.

¿Por qué crees que resulta necesario limpiar tu despensa?

FE

- Además del sabor, ¿qué hay en los alimentos poco sanos que te resulta atractivo? ¿Has hablado con Dios alguna vez sobre tus hábitos y deseos alimenticios? ¿Cómo necesitas cambiar tu modo de pensar para que tu salud sea más importante que la conveniencia o la comodidad?

SUPERVISIÓN
DIARIA

ALIMENTACIÓN

- ¿En qué medida se correspondieron tus comidas con el plato de El plan Daniel hoy?

- ¿Cómo evaluarías tu alimentación hoy en una escala del 1 al 10 (siendo 10 el mejor)?

1   2   3   4   5   6   7   8   9   10

- Algunas de las mejores decisiones que tomé hoy fueron: *(por ejemplo, comer un desayuno sano)*

⬤ EJERCICIO

- ¿Qué tipo de ejercicio/movimiento hiciste hoy?

- Duración

  10   15   20   25   30   35   40   45   50   55   60

⬤ ENFOQUE

- Gratitud por hoy:

- Meta para mañana:

⬤ AMISTADES

- ¿Quién te alentó, apoyó o se unió a ti en tu viaje de salud hoy?

- ¿Quién necesita tu aliento, apoyo o compañía?

COMPROBACIÓN DIARIA
DE LA ALIMENTACIÓN

- ¿Qué comiste hoy? ¿Cómo te hizo sentir?

    DESAYUNO:

    APERITIVO:

    ALMUERZO:

    MERIENDA:

    CENA:

    AGUA: ¿CUÁNTA AGUA BEBISTE?

- Cuando comiste hoy, ¿fue porque tenías hambre? ¿O te sentiste motivado por el aburrimiento, el estrés o la fatiga?

- ¿Qué funcionó?

- ¿Hay algún ajuste o cambio para mañana?

Ejercicio

SUEÑA EN GRANDE

Dios [...] puede lograr mucho más de lo que pudiéramos pedir o incluso imaginar mediante su gran poder, que actúa en nosotros.
—*Efesios 3.20* (NTV)

REFLEXIÓN
DIARIA

Si puedes lograr tus sueños sin Dios, entonces sencillamente no son lo bastante grandes. Dios quiere darte sueños que sean tan inmensos y audaces que solo puedan hacerse realidad mediante su gran poder.

Dios usará tus sueños para impulsarte más allá de tu zona de comodidad y que creas que puedes lograr tus metas en cuanto al ejercicio. Él usará tus sueños sobre el ejercicio para evitar que te conformes solo con ciertos resultados. Es posible que parezca arriesgado soñar en grande, pero en última instancia tus sueños le corresponden a Dios.

¿Cuáles son los obstáculos que podrían evitar que

> «Cada gran sueño comienza con un soñador. Recuerda siempre que tienes en tu interior la fuerza, la paciencia y la pasión para alcanzar las estrellas a fin de cambiar al mundo».
>
> —Harriet Tubman

logres tus metas y sueños? ¿Cuáles son tus soluciones para vencer esos obstáculos?

FE

- ¿Cuál es tu gran sueño en el área del ejercicio (por ejemplo, correr 10 km o escalar una montaña)? Si no tienes un gran sueño con relación al ejercicio, pídele a Dios que te lo dé y después espera que te responda.

SUPERVISIÓN
DIARIA

ALIMENTACIÓN

- ¿En qué medida se correspondieron tus comidas con el plato de El plan Daniel hoy?

- ¿Cómo evaluarías tu alimentación hoy en una escala del 1 al 10 (siendo 10 el mejor)?

| 1 | 2 | 3 | 4 | 5 | 6 | 7 | 8 | 9 | 10 |

- Algunas de las mejores decisiones que tomé hoy fueron:
  (por ejemplo, comer un desayuno sano)

EJERCICIO

- ¿Qué tipo de ejercicio/movimiento hiciste hoy?

- Duración

  10   15   20   25   30   35   40   45   50   55   60

ENFOQUE

- Gratitud por hoy:

- Meta para mañana:

AMISTADES

- ¿Quién te alentó, apoyó o se unió a ti en tu viaje de salud hoy?

- ¿Quién necesita tu aliento, apoyo o compañía?

COMPROBACIÓN DIARIA
DE LA ALIMENTACIÓN

- ¿Qué comiste hoy? ¿Cómo te hizo sentir?

  DESAYUNO:

  APERITIVO:

  ALMUERZO:

  MERIENDA:

  CENA:

  AGUA: ¿CUÁNTA AGUA BEBISTE?

- Cuando comiste hoy, ¿fue porque tenías hambre? ¿O te sentiste motivado por el aburrimiento, el estrés o la fatiga?

- ¿Qué funcionó?

- ¿Hay algún ajuste o cambio para mañana?

Enfoque
SÉ CONSCIENTE

Concentren su atención en las cosas de arriba,
no en las de la tierra.

—*Colosenses 3.2*

REFLEXIÓN
DIARIA

Muchos de nosotros creemos que podemos hacer múltiples tareas sin límites. Sin embargo, nuestro cerebro no es una computadora; no puede realizar diferentes programas simultáneamente. Cuando pensamos que estamos llevando a cabo múltiples labores a la vez, en realidad estamos cambiando con rapidez de una tarea a la otra. Nuestra atención se encuentra dividida. Por eso las personas a veces sufren accidentes de tráfico cuando intentan mandar un mensaje de texto y conducir.

Esta también es la razón de que con frecuencia las personas tengan accidentes en su viaje para llegar a estar saludables. Llegar a estar saludable de la manera correcta requiere que enfoques cada tarea siendo consciente de las prioridades de Dios. Debes concentrarte en lo que es más importante y no permitirte distraerte con lo trivial.

Cuando hagas el compromiso de concentrar tu mente en las cosas que Dios tiene para ti, serás capaz de hacer a un lado lo que no importa y enfocarte en su plan para tu cuerpo.

🎧 FE

- Haz una lista de todas las cosas que tienes que hacer en un día o semana típicos. Ora por cada tarea, obligación y trabajo, pidiendo que las prioridades de Dios te dirijan.

- ¿Estás batallando para prestarles una atención no dividida a las personas y las cosas en tu vida a las cuales Dios te ha llamado? ¿Qué es lo que te distrae de lo que es importante?

- ¿Te está pidiendo Dios que renuncies a algo?

SUPERVISIÓN
DIARIA

🌀 ALIMENTACIÓN

- ¿En qué medida se correspondieron tus comidas con el plato de El plan Daniel hoy?

- ¿Cómo evaluarías tu alimentación hoy en una escala del 1 al 10 (siendo 10 el mejor)?

1	2	3	4	5	6	7	8	9	10

- Algunas de las mejores decisiones que tomé hoy fueron: (*por ejemplo, comer un desayuno sano*)

EJERCICIO

- ¿Qué tipo de ejercicio/movimiento hiciste hoy?

- Duración

10 15 20 25 30 35 40 45 50 55 60

ENFOQUE

- Gratitud por hoy:

- Meta para mañana:

AMISTADES

- ¿Quién te alentó, apoyó o se unió a ti en tu viaje de salud hoy?

- ¿Quién necesita tu aliento, apoyo o compañía?

COMPROBACIÓN DIARIA
DE LA ALIMENTACIÓN

- ¿Qué comiste hoy? ¿Cómo te hizo sentir?

  DESAYUNO:

  APERITIVO:

  ALMUERZO:

  MERIENDA:

  CENA:

  AGUA: ¿CUÁNTA AGUA BEBISTE?

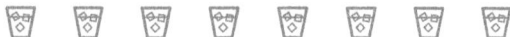

- Cuando comiste hoy, ¿fue porque tenías hambre? ¿O te sentiste motivado por el aburrimiento, el estrés o la fatiga?

- ¿Qué funcionó?

- ¿Hay algún ajuste o cambio para mañana?

Amistades
TRABAJO CONJUNTO

Preocupémonos los unos por los otros, a fin de estimularnos al amor y a las buenas obras.

—Hebreos 10.24

REFLEXIÓN
DIARIA

Los verdaderos amigos sacan lo mejor el uno del otro. Se alientan y motivan mutuamente a alcanzar sus metas. Tener amigos que te animen a avanzar hacia el éxito es una parte crítica de El plan Daniel.

En Zambia hay un viejo proverbio que dice: «Cuando corres solo, corres rápido; pero cuando corres con otros, corres lejos». El plan Daniel —y toda una vida de hábitos saludables que tienes por delante— es un viaje de larga distancia, no una carrera de velocidad.

Cuando quieras abandonar, si tienes amigos que van corriendo contigo, puedes encontrar la fuerza para recorrer la distancia. Los amigos te ayudarán a lograr las metas de salud que Dios te ha dado.

¿Por qué crees que es importante querer el éxito de tus amigos tanto como el propio?

🎭 FE

- Todos tenemos diferentes fortalezas cuando se trata de alentar a otros. ¿Cuáles son algunas maneras en que puedes alentar a tus amigos en El plan Daniel?

- Escribe Romanos 12.5 en una tarjeta y colócala en un lugar al que mires con frecuencia como una forma de recibir aliento cuando estés batallando con tus compromisos de El plan Daniel. ¿Qué número de teléfono puedes añadir a la tarjeta para obtener ayuda fácilmente?

SUPERVISIÓN
DIARIA

🌐 ALIMENTACIÓN

- ¿En qué medida se correspondieron tus comidas con el plato de El plan Daniel hoy?

- ¿Cómo evaluarías tu alimentación hoy en una escala del 1 al 10 (siendo 10 el mejor)?

1   2   3   4   5   6   7   8   9   10

- Algunas de las mejores decisiones que tomé hoy fueron:
  (por ejemplo, comer un desayuno sano)

⚜ EJERCICIO

- ¿Qué tipo de ejercicio/movimiento hiciste hoy?

- Duración

  10   15   20   25   30   35   40   45   50   55   60

💡 ENFOQUE

- Gratitud por hoy:

- Meta para mañana:

👪 AMISTADES

- ¿Quién te alentó, apoyó o se unió a ti en tu viaje de salud hoy?

- ¿Quién necesita tu aliento, apoyo o compañía?

COMPROBACIÓN DIARIA
DE LA ALIMENTACIÓN

- ¿Qué comiste hoy? ¿Cómo te hizo sentir?

   DESAYUNO:

   APERITIVO:

   ALMUERZO:

   MERIENDA:

   CENA:

   AGUA: ¿CUÁNTA AGUA BEBISTE?

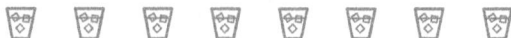

- Cuando comiste hoy, ¿fue porque tenías hambre? ¿O te sentiste motivado por el aburrimiento, el estrés o la fatiga?

- ¿Qué funcionó?

- ¿Hay algún ajuste o cambio para mañana?

Comprobación a los 10 días

	DÍA 10
Altura	
Peso	
IMC*	
Presión sanguínea	
Cintura	
Caderas	
Nivel de actividad**	

*Consultar la página 199 para calcular tu IMC.
****Sedentario** (rara vez o nunca hago actividades físicas).
Ligero (hago actividades físicas ligeras o moderadas cada semana).
Regular (hago actividades físicas moderadas semanalmente, 20-30 minutos al día, 3-4 días por semana).
Activo a vigoroso (hago actividades físicas moderadas o vigorosas semanalmente, 30-60 minutos al día, 5 o más días por semana).

EVALUACIÓN
PERSONAL

FE   ALIMENTACÍON   EJERCICIO   ENFOQUE   AMISTADES

- ¿En qué Esenciales te has estado enfocando y por qué?

- ¿Qué progresos has hecho? *¡Celebra tus victorias!*

- ¿Hay algo que aún se interpone en tu camino? Si es así, ¿qué harás de modo diferente para vencerlo?

- ¿Qué cosa nueva has aprendido acerca de ti mismo?

- Basándote en lo que has aprendido, ¿qué cambiarás la próxima semana?

- ¿Has logrado ya tus metas? *¡Felicidades!* Es momento de establecer algunas metas nuevas.

- Rodea con un círculo uno o dos *nuevos* Esenciales en los que enfocarte durante los próximos diez días.

  FE ALIMENTACIÓN EJERCICIO ENFOQUE AMISTADES

- ¡Ahora establece tus metas SMART y compártelas con un amigo!

Fe

UN DIOS PRESENTE

*«No temas ni te desalientes, porque el propio
Señor irá delante de ti. Él estará contigo;
no te fallará ni te abandonará».*

—Deuteronomio 31.8 (NTV)

REFLEXIÓN
DIARIA

Dios promete estar contigo en cada paso del camino a medida que trabajas para convertirte en un Daniel el fuerte. Él no te fallará, y no te abandonará. Cuando batalles en tu viaje, recuerda que Dios está ahí contigo. Esta no es una declaración figurada tan solo para hacerte sentir bien. Dios está presente, ahora y para siempre.

Si te sientes desalentado, la respuesta no es que intentes con más fuerza alejar el desaliento. La respuesta radica en confiar en que Dios es fiel a su Palabra. Por ejemplo, cuando comiences a preocuparte, di: «Decido no preocuparme en este momento, porque confío en que Dios está allanando el camino delante de mí». Tu fe aumenta al dar un paso, a pesar de lo pequeño que sea, y confiar en las promesas de Dios.

🎭 FE

- ¿Cómo cambiará tu mente y tu salud el hecho de creer que Dios está contigo en cada paso?

- ¿Cuándo has visto a Dios ayudarte en tu fe o confianza en tu viaje hacia una mejor salud? Escribe tus observaciones y sigue añadiendo otras a medida que veas a Dios obrar en tu vida.

SUPERVISIÓN
DIARIA

🐟 ALIMENTACIÓN

- ¿En qué medida se correspondieron tus comidas con el plato de El plan Daniel hoy?

- ¿Cómo evaluarías tu alimentación hoy en una escala del 1 al 10 (siendo 10 el mejor)?

| 1 | 2 | 3 | 4 | 5 | 6 | 7 | 8 | 9 | 10 |

- Algunas de las mejores decisiones que tomé hoy fueron: *(por ejemplo, comer un desayuno sano)*

EJERCICIO

- ¿Qué tipo de ejercicio/movimiento hiciste hoy?

- Duración

  10 15 20 25 30 35 40 45 50 55 60

ENFOQUE

- Gratitud por hoy:

- Meta para mañana:

AMISTADES

- ¿Quién te alentó, apoyó o se unió a ti en tu viaje de salud hoy?

- ¿Quién necesita tu aliento, apoyo o compañía?

COMPROBACIÓN DIARIA
DE LA ALIMENTACIÓN

- ¿Qué comiste hoy? ¿Cómo te hizo sentir?

    DESAYUNO:

    APERITIVO:

    ALMUERZO:

    MERIENDA:

    CENA:

    AGUA: ¿CUÁNTA AGUA BEBISTE?

- Cuando comiste hoy, ¿fue porque tenías hambre? ¿O te sentiste motivado por el aburrimiento, el estrés o la fatiga?

- ¿Qué funcionó?

- ¿Hay algún ajuste o cambio para mañana?

Alimentación
ETIQUETAS QUE MIENTEN

Así que tengan cuidado de su manera de vivir.
No vivan como necios sino como sabios.
—Efesios 5.15

REFLEXIÓN
DIARIA

Una de las cosas que estás aprendiendo en tus esfuerzos por llegar a estar más sano es que el verdadero cambio requiere que afrontes la verdad y las mentiras.

Cambiar los hábitos alimenticios comienza con desarrollar el discernimiento. Si una etiqueta dice «saludable», pero tiene 20 ingredientes, 19 de los cuales no puedes pronunciar, esa etiqueta está mintiendo. Edúcate a ti mismo acerca de los que son en verdad alimentos saludables, como verduras frescas, carne magra, frutos secos y frutas.

Aunque puede parecer confuso al principio (¿acaso no deberías poder confiar en cualquier alimento que esté etiquetado como «saludable», «natural», «dietético» o «sin grasa»?), en realidad es bastante sencillo comer sano. Cuando aprendas a reconocer las etiquetas que mienten, estarás capacitado a fin de tomar las mejores decisiones para tu cuerpo.

Dios quiere que mires «más allá de la superficie, para poder juzgar correctamente» (Juan 7.24, NTV).

¿Cuáles son algunas de las cosas sorprendentes que has aprendido hasta ahora sobre las etiquetas que mienten?

FE

- ¿Qué cambios necesitan hacer tú y tu familia de modo que puedan cultivar el hábito de leer las etiquetas? ¿Cómo puedes ver la sabiduría de Dios cuando se trata de tus elecciones de alimentos?

- Piensa y habla sobre esta afirmación con tu pequeño grupo de amigos: «He llegado a considerar este proceso como aceptar decisiones saludables en lugar de negarme a mí misma» (Lysa TerKeurst).

SUPERVISIÓN
DIARIA

ALIMENTACIÓN

- ¿En qué medida se correspondieron tus comidas con el plato de El plan Daniel hoy?

- ¿Cómo evaluarías tu alimentación hoy en una escala del 1 al 10 (siendo 10 el mejor)?

| 1 | 2 | 3 | 4 | 5 | 6 | 7 | 8 | 9 | 10 |

- Algunas de las mejores decisiones que tomé hoy fueron: (*por ejemplo, comer un desayuno sano*)

EJERCICIO

- ¿Qué tipo de ejercicio/movimiento hiciste hoy?

- Duración

  10   15   20   25   30   35   40   45   50   55   60

ENFOQUE

- Gratitud por hoy:

- Meta para mañana:

AMISTADES

- ¿Quién te alentó, apoyó o se unió a ti en tu viaje de salud hoy?

- ¿Quién necesita tu aliento, apoyo o compañía?

COMPROBACIÓN DIARIA
DE LA ALIMENTACIÓN

- ¿Qué comiste hoy? ¿Cómo te hizo sentir?

  DESAYUNO:

  APERITIVO:

  ALMUERZO:

  MERIENDA:

  CENA:

  AGUA: ¿CUÁNTA AGUA BEBISTE?

- Cuando comiste hoy, ¿fue porque tenías hambre? ¿O te sentiste motivado por el aburrimiento, el estrés o la fatiga?

- ¿Qué funcionó?

- ¿Hay algún ajuste o cambio para mañana?

Ejercicio
TU ÚNICA PALABRA

Hijo mío, atiende a mis consejos; escucha atentamente lo que digo. No pierdas de vista mis palabras; guárdalas muy dentro de tu corazón. Ellas dan vida a quienes las hallan; son la salud del cuerpo.

—*Proverbios 4.20–22*

REFLEXIÓN
DIARIA

En su libro *One Word That Will Change Your Life* [Una palabra que cambiará tu vida], los autores Dan Britton, Jimmy Page y Jon Gordon escriben acerca de que pasar un año entero enfocado en una palabra, como *servir, gracia, propósito* o *rendición*, puede cambiar tu vida.*

Ellos dicen: «Al igual que una luz enfocada se convierte en un láser que puede cortar el acero, una vida enfocada en Una Palabra se convierte en una fuerza que puede atravesar el status quo».

Piensa en tus metas en cuanto al ejercicio y después pregúntale a Dios en qué palabra debería estar tu enfoque durante la próxima semana. Con esa palabra, céntrate en convertirte en un Daniel el fuerte.

*Dan Britton, Jimmy Page y Jon Gordon, *One Word That Will Change Your Life* (Hoboken, NJ: Wiley and Sons, 2013).

Hoy, sal a dar un paseo y busca una piedra pequeña, lisa y plana. Escribe tu «única palabra» en la piedra con un rotulador permanente. Llévala contigo o ponla en algún lugar donde la veas regularmente, y observa cómo Dios la usará para hacerte tan fuerte como Daniel.

¿Qué palabra escogiste para tu puesta en forma? ¿Qué significa?

🎭 FE

- ¿Cómo puede tu palabra ayudarte también con tu fe?

- ¿Qué esperas obtener al enfocarte en esta única palabra?

SUPERVISIÓN
DIARIA

🌀 ALIMENTACIÓN

- ¿En qué medida se correspondieron tus comidas con el plato de El plan Daniel hoy?

- ¿Cómo evaluarías tu alimentación hoy en una escala del 1 al 10 (siendo 10 el mejor)?

| 1 | 2 | 3 | 4 | 5 | 6 | 7 | 8 | 9 | 10 |

- Algunas de las mejores decisiones que tomé hoy fueron:
  (por ejemplo, comer un desayuno sano)

👟 EJERCICIO

- ¿Qué tipo de ejercicio/movimiento hiciste hoy?

- Duración

  10   15   20   25   30   35   40   45   50   55   60

💡 ENFOQUE

- Gratitud por hoy:

- Meta para mañana:

👥 AMISTADES

- ¿Quién te alentó, apoyó o se unió a ti en tu viaje de salud hoy?

- ¿Quién necesita tu aliento, apoyo o compañía?

COMPROBACIÓN DIARIA
DE LA ALIMENTACIÓN

- ¿Qué comiste hoy? ¿Cómo te hizo sentir?

  DESAYUNO:

  APERITIVO:

  ALMUERZO:

  MERIENDA:

  CENA:

  AGUA: ¿CUÁNTA AGUA BEBISTE?

- Cuando comiste hoy, ¿fue porque tenías hambre? ¿O te sentiste motivado por el aburrimiento, el estrés o la fatiga?

- ¿Qué funcionó?

- ¿Hay algún ajuste o cambio para mañana?

Enfoque

EL ESTRÉS ROBA, LA PAZ RESTAURA

¡Tú guardarás en perfecta paz a todos los que confían en ti;
a todos los que concentran en ti sus pensamientos!

—Isaías 26.3 (NTV)

REFLEXIÓN
DIARIA

A medida que trabajas para renovar tu mente, el estrés sin duda intentará apartarte de tus metas. Los problemas de la vida cotidiana con frecuencia nos tientan a tomar decisiones poco sanas debido a la comodidad o como una solución temporal para manejar el estrés.

Sin embargo, la verdad es que los problemas te seguirán el resto de tu vida. Si estás esperando tratar el estrés hasta que llegues a una nueva etapa de tu vida... ¡esperarás mucho tiempo!

El estrés nos roba la paz y la claridad de Dios. Nos estresamos cuando nos enfocamos en nuestros propios recursos limitados en lugar de hacerlo en los recursos ilimitados de nuestro Padre celestial.

Cuando decidimos enfocarnos en Dios, él nos fortalece con su perfecta paz. Nos ayuda a mantenernos balanceados, enfocados y fuertes. Concéntrate en el hecho de que Dios es lo bastante grande para sostenerte en cualquier reto que afrontes.

¿Qué te causa el mayor estrés?

FE

- Ahora, mantén fijos tus pensamientos en Dios durante cinco o diez minutos. ¿Cómo ayuda esto? ¿Qué evita que te enfoques en Dios?

- ¿Cuáles son algunas maneras prácticas en que puedes dirigir tu mente hacia Cristo a diario para encontrar su paz?

SUPERVISIÓN
DIARIA

ALIMENTACIÓN

- ¿En qué medida se correspondieron tus comidas con el plato de El plan Daniel hoy?

- ¿Cómo evaluarías tu alimentación hoy en una escala del 1 al 10 (siendo 10 el mejor)?

1   2   3   4   5   6   7   8   9   10

- Algunas de las mejores decisiones que tomé hoy fueron: *(por ejemplo, comer un desayuno sano)*

EJERCICIO

- ¿Qué tipo de ejercicio/movimiento hiciste hoy?

- Duración

  10   15   20   25   30   35   40   45   50   55   60

ENFOQUE

- Gratitud por hoy:

- Meta para mañana:

AMISTADES

- ¿Quién te alentó, apoyó o se unió a ti en tu viaje de salud hoy?

- ¿Quién necesita tu aliento, apoyo o compañía?

COMPROBACIÓN DIARIA
DE LA ALIMENTACIÓN

- ¿Qué comiste hoy? ¿Cómo te hizo sentir?

  DESAYUNO:

  APERITIVO:

  ALMUERZO:

  MERIENDA:

  CENA:

  AGUA: ¿CUÁNTA AGUA BEBISTE?

- Cuando comiste hoy, ¿fue porque tenías hambre? ¿O te sentiste motivado por el aburrimiento, el estrés o la fatiga?

- ¿Qué funcionó?

- ¿Hay algún ajuste o cambio para mañana?

Amistades
LAS AMISTADES MARCAN LA DIFERENCIA

En el amor no hay temor, sino que el perfecto amor echa fuera el temor.

—1 Juan 4.18 (RVR-1960)

REFLEXIÓN
DIARIA

Muchas personas tienen temor a acercarse a otras, incluso a sus amigos, porque les preocupa que si los demás ven quiénes son en realidad, las rechazarán.

La respuesta de Dios para el temor es el amor. Dios nos capacita a fin de echar fuera el temor los unos de los otros mediante el amor.

Expulsamos el temor de nuestra comunidad al amarnos unos a otros y brindarnos tanto apoyo que cada persona se sienta segura dentro del grupo. Esta seguridad nos permite demostrar nuestra humanidad ante el colectivo, inclusive nuestro gozo y nuestro dolor, nuestros altibajos, nuestras victorias y derrotas. Eso es lo que ofrecen las amistades profundas y comprometidas. Y cada persona las necesita.

¿En qué momento tus amigos te hicieron ser más fuerte? ¿Cómo has podido brindarles fortaleza y compromiso a algunos de tus amigos?

FE

- ¿Por qué a veces tienes temor de permitirles a los demás ver tu verdadero yo? Pídele a Dios que te ayude a solucionar esos temores y derribar cualquier muro, de modo que puedas permitir que tus amigos vean tu verdadero yo.

SUPERVISIÓN
DIARIA

ALIMENTACIÓN

- ¿En qué medida se correspondieron tus comidas con el plato de El plan Daniel hoy?

- ¿Cómo evaluarías tu alimentación hoy en una escala del 1 al 10 (siendo 10 el mejor)?

1   2   3   4   5   6   7   8   9   10

- Algunas de las mejores decisiones que tomé hoy fueron: (*por ejemplo, comer un desayuno sano*)

EJERCICIO

- ¿Qué tipo de ejercicio/movimiento hiciste hoy?

- Duración

  10   15   20   25   30   35   40   45   50   55   60

ENFOQUE

- Gratitud por hoy:

- Meta para mañana:

AMISTADES

- ¿Quién te alentó, apoyó o se unió a ti en tu viaje de salud hoy?

- ¿Quién necesita tu aliento, apoyo o compañía?

COMPROBACIÓN DIARIA
DE LA ALIMENTACIÓN

- ¿Qué comiste hoy? ¿Cómo te hizo sentir?

  DESAYUNO:

  APERITIVO:

  ALMUERZO:

  MERIENDA:

  CENA:

  AGUA: ¿CUÁNTA AGUA BEBISTE?

- Cuando comiste hoy, ¿fue porque tenías hambre? ¿O te sentiste motivado por el aburrimiento, el estrés o la fatiga?

- ¿Qué funcionó?

- ¿Hay algún ajuste o cambio para mañana?

Fe
NO HAY CONDENACIÓN

Por lo tanto, ya no hay condenación para los que pertenecen a Cristo Jesús.

—*Romanos 8.1 (NTV)*

REFLEXIÓN
DIARIA

¿Sabías que Dios conoce que fracasarás a menos que estés íntimamente conectado a él? Dios no se sorprende cuando tropiezas en el camino.

Él no espera que seamos perfectos. En realidad, utiliza nuestros errores para mostrarnos que lo necesitamos y llevarnos a sus brazos de gracia.

¡No hay condenación para quienes pertenecen a Cristo Jesús! Esto significa que independientemente de lo mal que obres en la vida o en El plan Daniel, Dios nunca te condena. Él no solo desea que tengas éxito, sino también obra de manera activa en cada revés para ayudarte a alcanzarlo.

🎭 FE

- ¿Qué motivos te hacen sentir como si necesitaras ser perfecto en cuanto a El plan Daniel? ¿Espera Dios que seas perfecto?

- Escribe algunos de los errores o reveses que has tenido hasta ahora en tu viaje hacia una mejor salud. Utiliza solo una o dos palabras para identificarlos. Después escribe «NO HAY CONDENACIÓN» al lado de cada anotación en la lista. Ora siguiendo la lista y agradécele a Dios porque eres perdonado y él va delante de ti.

SUPERVISIÓN
DIARIA

🌐 ALIMENTACIÓN

- ¿En qué medida se correspondieron tus comidas con el plato de El plan Daniel hoy?

- ¿Cómo evaluarías tu alimentación hoy en una escala del 1 al 10 (siendo 10 el mejor)?

| 1 | 2 | 3 | 4 | 5 | 6 | 7 | 8 | 9 | 10 |

- Algunas de las mejores decisiones que tomé hoy fueron: (*por ejemplo, comer un desayuno sano*)

EJERCICIO

- ¿Qué tipo de ejercicio/movimiento hiciste hoy?

- Duración

  10   15   20   25   30   35   40   45   50   55   60

ENFOQUE

- Gratitud por hoy:

- Meta para mañana:

AMISTADES

- ¿Quién te alentó, apoyó o se unió a ti en tu viaje de salud hoy?

- ¿Quién necesita tu aliento, apoyo o compañía?

COMPROBACIÓN DIARIA
DE LA ALIMENTACIÓN

- ¿Qué comiste hoy? ¿Cómo te hizo sentir?

  DESAYUNO:

  APERITIVO:

  ALMUERZO:

  MERIENDA:

  CENA:

  AGUA: ¿CUÁNTA AGUA BEBISTE?

- Cuando comiste hoy, ¿fue porque tenías hambre? ¿O te sentiste motivado por el aburrimiento, el estrés o la fatiga?

- ¿Qué funcionó?

- ¿Hay algún ajuste o cambio para mañana?

Alimentación
LA RESTAURACIÓN DEL SUEÑO

Dios da descanso a sus amados.
—*Salmos 127.2* (NTV)

REFLEXIÓN
DIARIA

Cuando duermes, tu Padre celestial te cuida con amor. El sueño es un regalo de Dios, y aceptar ese regalo es un acto de confianza. Él restaura tu cuerpo y tu energía mediante el sueño.

Uno de los desencadenantes ocultos de comer en exceso es la falta de descanso. Cuando estamos muy cansados, con frecuencia intentamos aumentar nuestra energía con cafeína, azúcar o carbohidratos, los cuales finalmente nos dejan más cansados que antes.

El sueño reparador nos da la energía para hacer ejercicio, agudiza nuestro enfoque y nos ayuda a tomar buenas decisiones con respecto a la comida.

Jesús se relajaba, y les ofreció a sus seguidores descanso físico y espiritual. Si él no sacrificó el descanso, sino que lo ofreció como un regalo, ¿no deberíamos nosotros aceptarlo? Acude a él para obtener descanso.

¿Cómo podría una noche de sueño reparador ayudarte a cumplir tus metas de El plan Daniel?

FE

- Mateo 11.28–29 dice: «Vengan a mí todos ustedes que están cansados y agobiados, y yo les daré descanso. Carguen con mi yugo y aprendan de mí, pues yo soy apacible y humilde de corazón, y encontrarán descanso para su alma». ¿Qué anhelos se avivan en ti cuando lees la invitación de Jesús a descansar?

SUPERVISIÓN
DIARIA

ALIMENTACIÓN

- ¿En qué medida se correspondieron tus comidas con el plato de El plan Daniel hoy?

- ¿Cómo evaluarías tu alimentación hoy en una escala del 1 al 10 (siendo 10 el mejor)?

| 1 | 2 | 3 | 4 | 5 | 6 | 7 | 8 | 9 | 10 |

- Algunas de las mejores decisiones que tomé hoy fueron:
  (por ejemplo, comer un desayuno sano)

⬤ EJERCICIO

- ¿Qué tipo de ejercicio/movimiento hiciste hoy?

- Duración

  10   15   20   25   30   35   40   45   50   55   60

⬤ ENFOQUE

- Gratitud por hoy:

- Meta para mañana:

⬤ AMISTADES

- ¿Quién te alentó, apoyó o se unió a ti en tu viaje de salud hoy?

- ¿Quién necesita tu aliento, apoyo o compañía?

COMPROBACIÓN DIARIA
DE LA ALIMENTACIÓN

- ¿Qué comiste hoy? ¿Cómo te hizo sentir?

  DESAYUNO:

  APERITIVO:

  ALMUERZO:

  MERIENDA:

  CENA:

  AGUA: ¿CUÁNTA AGUA BEBISTE?

- Cuando comiste hoy, ¿fue porque tenías hambre? ¿O te sentiste motivado por el aburrimiento, el estrés o la fatiga?

- ¿Qué funcionó?

- ¿Hay algún ajuste o cambio para mañana?

Ejercicio

TU INCREÍBLE Y MARAVILLOSO CUERPO

Tú creaste mis entrañas; me formaste en el vientre de mi madre. ¡Te alabo porque soy una creación admirable! ¡Tus obras son maravillosas, y esto lo sé muy bien!

—Salmos 139.13–14

REFLEXIÓN
DIARIA

¡Dios te creó de manera increíble y maravillosa! Él te ve como una obra de arte. No te mira con ojos de crítica, sino con un profundo amor. Nuestro cuerpo es obra de sus manos.

Conociendo esa verdad, ¿cuál es la actitud correcta hacia tu cuerpo? No lo rechaces, y no lo descuides.

Mantener en forma tu cuerpo es una disciplina espiritual. Dios creó tu cuerpo. Jesús murió por él. El Espíritu Santo vive en ti. Tu cuerpo está conectado a Cristo y será resucitado un día. En ese momento, Dios te pedirá cuentas del modo en que te ocupaste de tu cuerpo. Sin embargo, él no te deja solo para hacer eso, sino permanece contigo en cada paso de tu viaje.

🎭 FE

- Dios te dio el cuerpo que necesitarás para completar tu misión aquí en la tierra. ¿Cómo cambia eso el modo en que ves tu cuerpo?

- Escribe aquí una breve descripción de ti mismo. ¿Cuáles son las fortalezas que Dios te ha dado? ¿Qué puedes hacer con esas fortalezas para la gloria de Dios?

SUPERVISIÓN
DIARIA

🐦 ALIMENTACIÓN

- ¿En qué medida se correspondieron tus comidas con el plato de El plan Daniel hoy?

- ¿Cómo evaluarías tu alimentación hoy en una escala del 1 al 10 (siendo 10 el mejor)?

1   2   3   4   5   6   7   8   9   10

- Algunas de las mejores decisiones que tomé hoy fueron:
  (*por ejemplo, comer un desayuno sano*)

EJERCICIO

- ¿Qué tipo de ejercicio/movimiento hiciste hoy?

- Duración

  10 15 20 25 30 35 40 45 50 55 60

ENFOQUE

- Gratitud por hoy:

- Meta para mañana:

AMISTADES

- ¿Quién te alentó, apoyó o se unió a ti en tu viaje de salud
  hoy?

- ¿Quién necesita tu aliento, apoyo o compañía?

COMPROBACIÓN DIARIA
DE LA ALIMENTACIÓN

- ¿Qué comiste hoy? ¿Cómo te hizo sentir?

  DESAYUNO:

  APERITIVO:

  ALMUERZO:

  MERIENDA:

  CENA:

  AGUA: ¿CUÁNTA AGUA BEBISTE?

- Cuando comiste hoy, ¿fue porque tenías hambre? ¿O te sentiste motivado por el aburrimiento, el estrés o la fatiga?

- ¿Qué funcionó?

- ¿Hay algún ajuste o cambio para mañana?

Enfoque

COMBATE LOS PENSAMIENTOS NEGATIVOS

Cuida tu mente más que nada en el mundo,
porque ella es fuente de vida

—Proverbios 4.23 (DHH)

REFLEXIÓN
DIARIA

Cambiar tus hábitos de salud es como conducir una lancha motora en un lago con el piloto automático programado para ir hacia el este. Si quieres cambiar el rumbo, podrías intentar forzar físicamente el volante en la dirección opuesta, pero es muy probable que te cansaras y lo soltaras, y la lancha regresaría a su curso.

Hay una opción mejor: cambiar tu piloto automático. Lo mismo es cierto con tus hábitos de salud. Para realizar un cambio duradero debes transformar tu modo de pensar. Detrás de todo lo que haces —incluso de tus hábitos poco sanos— hay un pensamiento que evita que llegues a estar saludable. En cambio, la Biblia dice: «La actitud de ustedes debe ser como la de Cristo Jesús» (Filipenses 2.5).

Dios quiere que aprendas a pensar como Jesús. ¿Cómo haces eso? Meditando en la Palabra de Dios y preguntando: «Señor, ¿cómo pensaría Jesús con relación a esto?». Mientras más llenes tu mente con la Palabra de Dios, más pronto reajustarás tu piloto automático en dirección a la verdad.

🍴 FE

- ¿Cuáles son algunas de las creencias que te han hecho descarrilar en tus intentos de llegar a estar saludable en el pasado?

- ¿Cuáles son algunas verdades de la Palabra de Dios que pueden cambiar el piloto automático que evita que llegues a estar saludable?

- ¿Qué necesitas cambiar en cuanto al modo en que tienes tu tiempo a solas con Dios o estructuras tu horario para que puedas llenar tu mente con la Palabra de Dios?

SUPERVISIÓN
DIARIA

🌐 ALIMENTACIÓN

- ¿En qué medida se correspondieron tus comidas con el plato de El plan Daniel hoy?

- ¿Cómo evaluarías tu alimentación hoy en una escala del 1 al 10 (siendo 10 el mejor)?

1	2	3	4	5	6	7	8	9	10

- Algunas de las mejores decisiones que tomé hoy fueron: (*por ejemplo, comer un desayuno sano*)

EJERCICIO

- ¿Qué tipo de ejercicio/movimiento hiciste hoy?

- Duración

10   15   20   25   30   35   40   45   50   55   60

ENFOQUE

- Gratitud por hoy:

- Meta para mañana:

AMISTADES

- ¿Quién te alentó, apoyó o se unió a ti en tu viaje de salud hoy?

- ¿Quién necesita tu aliento, apoyo o compañía?

COMPROBACIÓN DIARIA
DE LA ALIMENTACIÓN

- ¿Qué comiste hoy? ¿Cómo te hizo sentir?

    DESAYUNO:

    APERITIVO:

    ALMUERZO:

    MERIENDA:

    CENA:

    AGUA: ¿CUÁNTA AGUA BEBISTE?

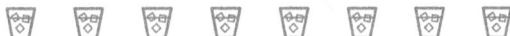

- Cuando comiste hoy, ¿fue porque tenías hambre? ¿O te sentiste motivado por el aburrimiento, el estrés o la fatiga?

- ¿Qué funcionó?

- ¿Hay algún ajuste o cambio para mañana?

Amistades
LOS BUENOS AMIGOS SABEN ESCUCHAR

Mis queridos hermanos, tengan presente esto: Todos deben estar listos para escuchar, y ser lentos para hablar.

—Santiago 1.19

REFLEXIÓN
DIARIA

Un paso importante hacia profundizar las amistades es aprender a estar listos para escuchar y ser lentos para hablar.

Cuando te tomas un tiempo para escuchar a otros, eso les muestra lo importantes que son para ti. Al dejarles hablar de su historia y no interrumpir a fin de intentar arreglar las cosas, proporcionas un lugar seguro para que ellos expresen sus frustraciones y temores.

Considera lo siguiente: Dios te escucha pacientemente aunque ya sabe lo que vas a decir. Él no te interrumpe ni te apresura. No tiene miedo a tu enojo, y su respuesta es considerada y busca tu mejor interés. Si el Dios del universo hace esto por ti, ¿deberías hacer menos por tus amigos?

¿Cómo puedes llegar a ser alguien que escucha dentro de tu grupo? ¿Qué características te harán ser alguien que sabe escuchar?

🎭 FE

- Parte de ser alguien que sabe escuchar es hacer preguntas. La Biblia dice: «Aunque el buen consejo esté en lo profundo del corazón, la persona con entendimiento lo extraerá» (Proverbios 20.5, NTV). ¿Qué tipo de preguntas puedes hacer para que una persona llegue a sincerarse?

SUPERVISIÓN
DIARIA

🐦 ALIMENTACIÓN

- ¿En qué medida se correspondieron tus comidas con el plato de El plan Daniel hoy?

- ¿Cómo evaluarías tu alimentación hoy en una escala del 1 al 10 (siendo 10 el mejor)?

| 1 | 2 | 3 | 4 | 5 | 6 | 7 | 8 | 9 | 10 |

- Algunas de las mejores decisiones que tomé hoy fueron:
  (por ejemplo, comer un desayuno sano)

⬤ EJERCICIO

- ¿Qué tipo de ejercicio/movimiento hiciste hoy?

- Duración

  10   15   20   25   30   35   40   45   50   55   60

⬤ ENFOQUE

- Gratitud por hoy:

- Meta para mañana:

⬤ AMISTADES

- ¿Quién te alentó, apoyó o se unió a ti en tu viaje de salud hoy?

- ¿Quién necesita tu aliento, apoyo o compañía?

COMPROBACIÓN DIARIA
DE LA ALIMENTACIÓN

- ¿Qué comiste hoy? ¿Cómo te hizo sentir?

  DESAYUNO:

  APERITIVO:

  ALMUERZO:

  MERIENDA:

  CENA:

  AGUA: ¿CUÁNTA AGUA BEBISTE?

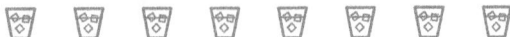

- Cuando comiste hoy, ¿fue porque tenías hambre? ¿O te sentiste motivado por el aburrimiento, el estrés o la fatiga?

- ¿Qué funcionó?

- ¿Hay algún ajuste o cambio para mañana?

Comprobación a los 10 días

	DÍA 20
Altura	
Peso	
IMC*	
Presión sanguínea	
Cintura	
Caderas	
Nivel de actividad**	

*Consultar la página 199 para calcular tu IMC.
**Sedentario (rara vez o nunca hago actividades físicas).
Ligero (hago actividades físicas ligeras o moderadas cada semana).
Regular (hago actividades físicas moderadas semanalmente, 20-30 minutos al día, 3-4 días por semana).
Activo a vigoroso (hago actividades físicas moderadas o vigorosas semanalmente, 30-60 minutos al día, 5 o más días por semana).

EVALUACIÓN
PERSONAL

FE   ALIMENTACÍON   EJERCICIO   ENFOQUE   AMISTADES

- ¿En qué Esenciales te has estado enfocando y por qué?

- ¿Qué progresos has hecho? *¡Celebra tus victorias!*

- ¿Hay algo que aún se interpone en tu camino? Si es así, ¿qué harás de modo diferente para vencerlo?

- ¿Qué cosa nueva has aprendido acerca de ti mismo?

- Basándote en lo que has aprendido, ¿qué cambiarás la próxima semana?

- ¿Has logrado ya tus metas? *¡Felicidades!* Es momento de establecer algunas metas nuevas.

- Rodea con un círculo uno o dos *nuevos* Esenciales en los que enfocarte durante los próximos diez días.

  FE ALIMENTACIÓN EJERCICIO ENFOQUE AMISTADES

- ¡Ahora establece tus metas SMART y compártelas con un amigo!

Fe
ESPERA QUE DIOS TE AYUDE A TENER ÉXITO

«Se hará con ustedes conforme a su fe».
—Mateo 9.29

REFLEXIÓN
DIARIA

¿Cómo estás esperando que Dios te ayude en tu viaje hacia una mejor salud? La fe es esperar que Dios cumpla sus promesas y te ayude a hacer lo que él te ha llamado a hacer. Es la diferencia entre pensar: *Dios* podría *ayudarme a llegar a estar más saludable* y *Dios* me ayudará *a llegar a estar más saludable.*

La fe significa la seguridad de que Dios está ahí, ayudándote en cada paso a lo largo del camino. Significa que estás seguro de que Dios no solo quiere que tengas éxito, sino también obra activamente para que lo alcances.

Habla con Dios sobre tu viaje, incluyendo tus esperanzas, tus temores, tus preocupaciones y tus expectativas. Él responderá conforme a tu fe.

🎭 FE

- ¿Esperas «en cierto modo» que Dios conteste tu oración cuando oras, o estás a la expectativa de que él responda?

- ¿Cómo esperas que él te ayude en tu viaje con El plan Daniel?

- Pídele a Dios que te dé una visión de cómo se verá tu vida a medida que llegues a estar más saludable. Entonces escribe lo que él te revele en su tiempo.

SUPERVISIÓN
DIARIA

🍎 ALIMENTACIÓN

- ¿En qué medida se correspondieron tus comidas con el plato de El plan Daniel hoy?

- ¿Cómo evaluarías tu alimentación hoy en una escala del 1 al 10 (siendo 10 el mejor)?

1	2	3	4	5	6	7	8	9	10

- Algunas de las mejores decisiones que tomé hoy fueron:
  (por ejemplo, comer un desayuno sano)

🥾 EJERCICIO

- ¿Qué tipo de ejercicio/movimiento hiciste hoy?

- Duración

  10 15 20 25 30 35 40 45 50 55 60

💡 ENFOQUE

- Gratitud por hoy:

- Meta para mañana:

👥 AMISTADES

- ¿Quién te alentó, apoyó o se unió a ti en tu viaje de salud hoy?

- ¿Quién necesita tu aliento, apoyo o compañía?

COMPROBACIÓN DIARIA
DE LA ALIMENTACIÓN

- ¿Qué comiste hoy? ¿Cómo te hizo sentir?

  DESAYUNO:

  APERITIVO:

  ALMUERZO:

  MERIENDA:

  CENA:

  AGUA: ¿CUÁNTA AGUA BEBISTE?

- Cuando comiste hoy, ¿fue porque tenías hambre? ¿O te sentiste motivado por el aburrimiento, el estrés o la fatiga?

- ¿Qué funcionó?

- ¿Hay algún ajuste o cambio para mañana?

Alimentación
COCINA TU CAMINO HACIA LA SALUD

Al desembarcar, vieron unas brasas con un pescado encima, y un pan.

—Traigan algunos de los pescados que acaban de sacar [...] Vengan a desayunar —les dijo Jesús [...]

Jesús se acercó, tomó el pan y se lo dio a ellos, e hizo lo mismo con el pescado.

—Juan 21.9–10, 12–13

REFLEXIÓN
DIARIA

¿Qué te parecería si Jesús te cocinara una comida? La Biblia nos da un retrato de Jesús preparando una sencilla comida en la playa utilizando alimento fresco. Él apartó un tiempo a fin de cocinar para sus amigos.

Puedes pedirle a Jesús que te acompañe cuando preparas una comida, hablando con él y alabándolo por apoyarte en el camino hacia una mejor salud.

> «Cocinar es a la vez un juego de niños y un gozo de adultos. Y cocinar con cuidado y atención es un acto de amor».
>
> —Craig Claiborne, antiguo editor de alimentación del *New York Times*

Si quieres cambiar tu modo de comer, el lugar lógico por donde comenzar es cambiando tu modo de cocinar. Cocinar no es tan complicado como la gente a veces piensa. Y cuando lo combinas con profundizar tu relación con Jesús y hacer de ello un acto de adoración, puede volverse extraordinario.

¿De qué modo cocinar los alimentos impacta tu experiencia al comerlos?

FE

- Si estuvieras cocinando con Jesús, ¿cuál sería la primera comida que harías? Encuentra un plato sencillo que consideres apropiado y divertido, e inténtalo.

SUPERVISIÓN
DIARIA

ALIMENTACIÓN

- ¿En qué medida se correspondieron tus comidas con el plato de El plan Daniel hoy?

- ¿Cómo evaluarías tu alimentación hoy en una escala del 1 al 10 (siendo 10 el mejor)?

| 1 | 2 | 3 | 4 | 5 | 6 | 7 | 8 | 9 | 10 |

- Algunas de las mejores decisiones que tomé hoy fueron: *(por ejemplo, comer un desayuno sano)*

EJERCICIO

- ¿Qué tipo de ejercicio/movimiento hiciste hoy?

- Duración

10   15   20   25   30   35   40   45   50   55   60

ENFOQUE

- Gratitud por hoy:

- Meta para mañana:

AMISTADES

- ¿Quién te alentó, apoyó o se unió a ti en tu viaje de salud hoy?

- ¿Quién necesita tu aliento, apoyo o compañía?

COMPROBACIÓN DIARIA
DE LA ALIMENTACIÓN

- ¿Qué comiste hoy? ¿Cómo te hizo sentir?

  DESAYUNO:

  APERITIVO:

  ALMUERZO:

  MERIENDA:

  CENA:

  AGUA: ¿CUÁNTA AGUA BEBISTE?

- Cuando comiste hoy, ¿fue porque tenías hambre? ¿O te sentiste motivado por el aburrimiento, el estrés o la fatiga?

- ¿Qué funcionó?

- ¿Hay algún ajuste o cambio para mañana?

Ejercicio
ENCUENTRA UN COMPAÑERO

Más valen dos que uno, porque obtienen más fruto de su esfuerzo. Si caen, el uno levanta al otro. ¡Ay del que cae y no tiene quien lo levante!

—Eclesiastés 4.9–10

REFLEXIÓN
DIARIA

Ejercitarte con un amigo te ayuda a ser más regular en tus ejercicios, realizar cada sesión más larga… ¡e incluso quemar más calorías! Un compañero de entrenamiento te alentará, te hará rendir cuentas y te impulsará a alcanzar tus metas. Si haces ejercicio con alguien un poco más fuerte y en forma que tú, tan solo intentar seguirle el ritmo mejorará tu condición física.

Cuando haces ejercicio con un amigo, se ayudan mutuamente a prepararse para servir a Dios con más ímpetu y energía. Tener un compañero de entrenamiento también te proporciona otra maravillosa oportunidad: poder ayudar a otra persona. Mejorarás tu forma física y experimentarás el gozo de la amistad, cosas que te ayudarán a llegar a convertirte en un Daniel el fuerte.

¿Cómo te ayuda un compañero de entrenamiento a mantenerte motivado y alcanzar tus metas?

FE

- Pregúntale a Dios quién podría ser un compañero de entrenamiento para ti. ¿A quién podrías unirte en su viaje de puesta en forma?

SUPERVISIÓN
DIARIA

ALIMENTACIÓN

- ¿En qué medida se correspondieron tus comidas con el plato de El plan Daniel hoy?

- ¿Cómo evaluarías tu alimentación hoy en una escala del 1 al 10 (siendo 10 el mejor)?

| 1 | 2 | 3 | 4 | 5 | 6 | 7 | 8 | 9 | 10 |

- Algunas de las mejores decisiones que tomé hoy fueron:
  (por ejemplo, comer un desayuno sano)

EJERCICIO

- ¿Qué tipo de ejercicio/movimiento hiciste hoy?

- Duración

  10   15   20   25   30   35   40   45   50   55   60

ENFOQUE

- Gratitud por hoy:

- Meta para mañana:

AMISTADES

- ¿Quién te alentó, apoyó o se unió a ti en tu viaje de salud hoy?

- ¿Quién necesita tu aliento, apoyo o compañía?

COMPROBACIÓN DIARIA
DE LA ALIMENTACIÓN

- ¿Qué comiste hoy? ¿Cómo te hizo sentir?

  DESAYUNO:

  APERITIVO:

  ALMUERZO:

  MERIENDA:

  CENA:

  AGUA: ¿CUÁNTA AGUA BEBISTE?

- Cuando comiste hoy, ¿fue porque tenías hambre? ¿O te sentiste motivado por el aburrimiento, el estrés o la fatiga?

- ¿Qué funcionó?

- ¿Hay algún ajuste o cambio para mañana?

Enfoque
MEDITA EN LA PALABRA DE DIOS

Honro y amo tus mandatos; en tus decretos medito.
—*Salmos 119.48* (NTV)

REFLEXIÓN
DIARIA

La tentación de abandonar los hábitos sanos que estás aprendiendo mediante El plan Daniel puede ser bastante fuerte a veces. Tu única oportunidad de vencer esas tentaciones es siguiendo el modelo de Jesús. Cuando fue tentado, como se relata en Mateo 4.1–11, Jesús respondió con las Escrituras.

Jesús meditaba y memorizaba la Palabra de Dios. La meditación bíblica no se trata de vaciar tu mente, sino de llenarla con la verdad. Sencillamente, significa leer un pasaje de la Escritura, pensar en él y repetirlo para ti mismo. Ese es el primer paso y el más importante a fin de recordar y memorizar versículos de la Biblia.

Ningún hábito te ayudará más en la dinámica espiritual de llegar a estar saludable que el de meditar y memorizar la Palabra de Dios.

FE

- ¿Cuáles son algunas de las tentaciones que afrontas en tu viaje de El plan Daniel? ¿Batallas con tus hábitos alimenticios cuando estás estresado? ¿Sufre tu rutina de ejercicio cuando estás demasiado ocupado?

- Jesús venció la tentación con las Escrituras. ¿Cuáles son algunas de las promesas de Dios que puedes memorizar para contrarrestar la tentación en tu vida?

SUPERVISIÓN
DIARIA

ALIMENTACIÓN

- ¿En qué medida se correspondieron tus comidas con el plato de El plan Daniel hoy?

- ¿Cómo evaluarías tu alimentación hoy en una escala del 1 al 10 (siendo 10 el mejor)?

1   2   3   4   5   6   7   8   9   10

- Algunas de las mejores decisiones que tomé hoy fueron:
  (por ejemplo, comer un desayuno sano)

EJERCICIO

- ¿Qué tipo de ejercicio/movimiento hiciste hoy?

- Duración

  10   15   20   25   30   35   40   45   50   55   60

ENFOQUE

- Gratitud por hoy:

- Meta para mañana:

AMISTADES

- ¿Quién te alentó, apoyó o se unió a ti en tu viaje de salud hoy?

- ¿Quién necesita tu aliento, apoyo o compañía?

COMPROBACIÓN DIARIA
DE LA ALIMENTACIÓN

- ¿Qué comiste hoy? ¿Cómo te hizo sentir?

  DESAYUNO:

  APERITIVO:

  ALMUERZO:

  MERIENDA:

  CENA:

  AGUA: ¿CUÁNTA AGUA BEBISTE?

- Cuando comiste hoy, ¿fue porque tenías hambre? ¿O te sentiste motivado por el aburrimiento, el estrés o la fatiga?

- ¿Qué funcionó?

- ¿Hay algún ajuste o cambio para mañana?

Amistades
HABLA EL LENGUAJE CORRECTO

Si yo pudiera hablar todos los idiomas del mundo y de los ángeles pero no amara a los demás, yo sólo sería un metal ruidoso o un címbalo que resuena.

—1 Corintios 13.1 (NTV)

REFLEXIÓN
DIARIA

El apóstol Pablo dijo que independientemente del idioma que hablemos, tenemos que envolver nuestras palabras con amor. En Romanos 13.10 añadió: «El amor no perjudica al prójimo. Así que el amor es el cumplimiento de la ley».

Dios nos diseñó para acercarnos unos a otros y cuidar de las necesidades de los demás. Amar bien a las personas es una señal de que pertenecemos a Cristo. Juan 13.35 señala: «El amor que tengan unos por otros será la prueba ante el mundo de que son mis discípulos» (NTV).

¿Cómo hablas el lenguaje del amor? En su libro, *Los cinco lenguajes del amor*, Gary Chapman afirma que cada uno de nosotros tiene al menos un «lenguaje» que le hace sentirse amado: palabras de afirmación, recibir regalos, tiempo de calidad, contacto físico o actos de servicio.*

---

*Gary Chapman, *Los cinco lenguajes del amor* (Editorial Unilit, 2003).

¿Mediante cuál de los cinco lenguajes del amor te sientes amado? (Puedes señalar más de uno).

Escribe los nombres de tus amigos y familiares al lado de los lenguajes que creas que les comunican amor.

Palabras de afirmación: _____

Recibir regalos: _____

Tiempo de calidad: _____

Contacto físico: _____

Actos de servicio: _____

FE

- Pon tu amor en práctica. La próxima vez que estés con tu familia, amigos o grupo pequeño, pregúntale a cada uno sobre sus lenguajes del amor. ¿Cómo puedes comunicarles mejor tu amor a ellos?

SUPERVISIÓN
DIARIA

ALIMENTACIÓN

- ¿En qué medida se correspondieron tus comidas con el plato de El plan Daniel hoy?

- ¿Cómo evaluarías tu alimentación hoy en una escala del 1 al 10 (siendo 10 el mejor)?

1   2   3   4   5   6   7   8   9   10

- Algunas de las mejores decisiones que tomé hoy fueron: (*por ejemplo, comer un desayuno sano*)

EJERCICIO

- ¿Qué tipo de ejercicio/movimiento hiciste hoy?

- Duración

10   15   20   25   30   35   40   45   50   55   60

ENFOQUE

- Gratitud por hoy:

- Meta para mañana:

AMISTADES

- ¿Quién te alentó, apoyó o se unió a ti en tu viaje de salud hoy?

- ¿Quién necesita tu aliento, apoyo o compañía?

COMPROBACIÓN DIARIA
DE LA ALIMENTACIÓN

- ¿Qué comiste hoy? ¿Cómo te hizo sentir?

    DESAYUNO:

    APERITIVO:

    ALMUERZO:

    MERIENDA:

    CENA:

    AGUA: ¿CUÁNTA AGUA BEBISTE?

- Cuando comiste hoy, ¿fue porque tenías hambre? ¿O te sentiste motivado por el aburrimiento, el estrés o la fatiga?

- ¿Qué funcionó?

- ¿Hay algún ajuste o cambio para mañana?

Fe

VENCE LA INCREDULIDAD

[Pidiéndole a Jesús que sanara a su hijo, el padre del muchacho dijo:]A menudo el espíritu lo arroja al fuego o al agua para matarlo. Ten misericordia de nosotros y ayúdanos si puedes.

—¿Cómo que "si puedo"? —preguntó Jesús—. Todo es posible si uno cree.

Al instante el padre clamó:

—¡Sí, creo, pero ayúdame a superar mi incredulidad!

—Marcos 9.22–24 (NTV)

REFLEXIÓN
DIARIA

¿Es posible tener fe y dudas al mismo tiempo? ¡Sí! Puedes tener fe en que Dios quiere que hagas algo y aun así sentirte muy asustado. Muchos de nosotros hemos pensado: *Señor, tengo algo de fe, pero también tengo algunas dudas.* Eso está bien, pues Dios te permite comenzar con la fe que ya tienes. Es posible que sea muy pequeña, pero puedes empezar a partir de ahí.

Confrontar los hábitos destructivos de toda una vida y trabajar para lograr una mejor salud física será una de las cosas más aterradoras que algunas personas experimenten en sus vidas. Fe es creer que Dios puede hacer lo aparentemente imposible en tu vida, incluso si no entiendes cómo.

🎧 FE

- ¿Cuáles son algunas áreas de tu vida donde confías en que Dios está obrando?

- ¿Cuáles son algunas áreas de tu vida donde estás batallando con la duda, preguntándote si Dios en realidad te está ayudando y cómo? Llévale esas preocupaciones a Dios en oración.

- ¿Cómo has visto a Dios proveer con anterioridad para ti en tu viaje de El plan Daniel?

SUPERVISIÓN
DIARIA

🌀 ALIMENTACIÓN

- ¿En qué medida se correspondieron tus comidas con el plato de El plan Daniel hoy?

- ¿Cómo evaluarías tu alimentación hoy en una escala del 1 al 10 (siendo 10 el mejor)?

| 1 | 2 | 3 | 4 | 5 | 6 | 7 | 8 | 9 | 10 |

- Algunas de las mejores decisiones que tomé hoy fueron: (*por ejemplo, comer un desayuno sano*)

EJERCICIO

- ¿Qué tipo de ejercicio/movimiento hiciste hoy?

- Duración

  10 15 20 25 30 35 40 45 50 55 60

ENFOQUE

- Gratitud por hoy:

- Meta para mañana:

AMISTADES

- ¿Quién te alentó, apoyó o se unió a ti en tu viaje de salud hoy?

- ¿Quién necesita tu aliento, apoyo o compañía?

COMPROBACIÓN DIARIA
DE LA ALIMENTACIÓN

- ¿Qué comiste hoy? ¿Cómo te hizo sentir?

  DESAYUNO:

  APERITIVO:

  ALMUERZO:

  MERIENDA:

  CENA:

  AGUA: ¿CUÁNTA AGUA BEBISTE?

- Cuando comiste hoy, ¿fue porque tenías hambre? ¿O te sentiste motivado por el aburrimiento, el estrés o la fatiga?

- ¿Qué funcionó?

- ¿Hay algún ajuste o cambio para mañana?

Alimentación
COME INTENCIONALMENTE

«Por favor, haz con tus siervos una prueba de diez días. Danos de comer sólo verduras, y de beber sólo agua. Pasado ese tiempo, compara nuestro semblante con el de los jóvenes que se alimentan con la comida real, y procede de acuerdo con lo que veas en nosotros». El guardia aceptó la propuesta, y los sometió a una prueba de diez días. Al cumplirse el plazo, estos jóvenes se veían más sanos y mejor alimentados que cualquiera de los que participaban de la comida real.

—Daniel 1.12–15

REFLEXIÓN
DIARIA

Daniel no comía de manera caprichosa, aceptando cualquier cosa que le pusieran delante. Él era intencional con respecto a lo que consumía.

Cuando piensas con claridad en lo que comes, Dios te capacita para seguir tomando buenas decisiones. Pensar con claridad conduce al dominio propio. Al reflexionar con antelación, puedes prepararte de modo que no tengas una «emergencia alimenticia». Esto te permite comer aperitivos sanos que hayas preparado de antemano, sin derrumbarte en la tarde por haber comido un almuerzo grasoso de comida rápida.

En cambio, estarás rindiendo al máximo, listo para cualquier cosa que Dios te llame a hacer. Al ser consciente, pensar con claridad y ejercitar el dominio propio, podrás seguir el ejemplo de Daniel para obtener fuerza mental y física.

Escribe tres cosas que puedes hacer para pensar con claridad y prepararte a fin de evitar una emergencia alimenticia.

FE

- ¿Qué cambios observas en ti mismo cuando practicas de manera consciente e intencional respirar, comer, orar, etc.?

SUPERVISIÓN
DIARIA

ALIMENTACIÓN

- ¿En qué medida se correspondieron tus comidas con el plato de El plan Daniel hoy?

- ¿Cómo evaluarías tu alimentación hoy en una escala del 1 al 10 (siendo 10 el mejor)?

| 1 | 2 | 3 | 4 | 5 | 6 | 7 | 8 | 9 | 10 |

- Algunas de las mejores decisiones que tomé hoy fueron: *(por ejemplo, comer un desayuno sano)*

👟 EJERCICIO

- ¿Qué tipo de ejercicio/movimiento hiciste hoy?

- Duración

10   15   20   25   30   35   40   45   50   55   60

💡 ENFOQUE

- Gratitud por hoy:

- Meta para mañana:

👥 AMISTADES

- ¿Quién te alentó, apoyó o se unió a ti en tu viaje de salud hoy?

- ¿Quién necesita tu aliento, apoyo o compañía?

COMPROBACIÓN DIARIA
DE LA ALIMENTACIÓN

- ¿Qué comiste hoy? ¿Cómo te hizo sentir?

  DESAYUNO:

  APERITIVO:

  ALMUERZO:

  MERIENDA:

  CENA:

  AGUA: ¿CUÁNTA AGUA BEBISTE?

- Cuando comiste hoy, ¿fue porque tenías hambre? ¿O te sentiste motivado por el aburrimiento, el estrés o la fatiga?

- ¿Qué funcionó?

- ¿Hay algún ajuste o cambio para mañana?

Ejercicio
DISFRUTA TU VIDA

Gran remedio es el corazón alegre, pero el ánimo decaído seca los huesos.

Proverbios 17.22

REFLEXIÓN
DIARIA

Dios quiere que disfrutes de la vida. El apóstol Mateo pasó tres años con Jesús y escribió que él disfrutaba de la vida (ver Mateo 11.19).

Después de años de que les digan que estén quietas y trabajen duro, las personas son muy útiles, pero con frecuencia no están muy sanas o contentas, ni son dadas a ser bromistas.

Es momento de darte permiso para divertirte. La conducta juguetona resulta espontánea y alegre, y en este aspecto refleja el corazón de Dios.

Puedes disfrutar de la vida porque estás seguro en el amor de Dios. Puedes divertirte, reírte con tus amigos y familiares, y celebrar la vida que Dios te ha dado.

Dale un vistazo a las cinco frases siguientes relacionadas con el juego, e identifica cuál de ellas te describe mejor.

Me gusta jugar porque:

1. ¡Es divertido!
2. Me gusta la competición.
3. Disfruto del desafío y el logro personal.
4. Me gusta aprender algo nuevo y dominarlo.
5. Me gusta estar con otras personas.

Enumera algunas actividades que requieran que muevas tu cuerpo y suenen divertidas.

FE

- Medita en la verdad de que Jesús disfrutaba de la vida. ¿Cómo cambia eso tu perspectiva de él y tu entendimiento del cristianismo?

SUPERVISIÓN
DIARIA

ALIMENTACIÓN

- ¿En qué medida se correspondieron tus comidas con el plato de El plan Daniel hoy?

- ¿Cómo evaluarías tu alimentación hoy en una escala del 1 al 10 (siendo 10 el mejor)?

| 1 | 2 | 3 | 4 | 5 | 6 | 7 | 8 | 9 | 10 |

- Algunas de las mejores decisiones que tomé hoy fueron: *(por ejemplo, comer un desayuno sano)*

EJERCICIO

- ¿Qué tipo de ejercicio/movimiento hiciste hoy?

- Duración

10 15 20 25 30 35 40 45 50 55 60

ENFOQUE

- Gratitud por hoy:

- Meta para mañana:

AMISTADES

- ¿Quién te alentó, apoyó o se unió a ti en tu viaje de salud hoy?

- ¿Quién necesita tu aliento, apoyo o compañía?

COMPROBACIÓN DIARIA
DE LA ALIMENTACIÓN

- ¿Qué comiste hoy? ¿Cómo te hizo sentir?

    DESAYUNO:

    APERITIVO:

    ALMUERZO:

    MERIENDA:

    CENA:

    AGUA: ¿CUÁNTA AGUA BEBISTE?

- Cuando comiste hoy, ¿fue porque tenías hambre? ¿O te sentiste motivado por el aburrimiento, el estrés o la fatiga?

- ¿Qué funcionó?

- ¿Hay algún ajuste o cambio para mañana?

Enfoque
GRACIAS

Estén siempre alegres, oren sin cesar, den gracias a Dios en toda situación, porque esta es su voluntad para ustedes en Cristo Jesús.

—1 Tesalonicenses 5.16–18

REFLEXIÓN
DIARIA

A medida que Dios te sigue ayudando a crecer y estar más saludable, lleva a cabo la práctica diaria de decirle «gracias» por lo que él está haciendo. Como verás, una de las emociones humanas más sana es la gratitud. La gratitud en realidad aumenta tus inmunidades. Te hace más resistente al estrés y menos susceptible a la enfermedad. Las personas agradecidas están satisfechas con lo que tienen. Cultivar una actitud de gratitud reduce el estrés en tu vida y conduce a una mayor salud espiritual y física.

No puedes ser agradecido *solo* cuando tu viaje de El plan Daniel, o la vida en general, va bien. La gratitud debe convertirse en un hábito, ya que te sostendrá incluso en los momentos difíciles. Cuando hagas de la gratitud parte de tu vida, comenzarás a observar más de lo que Dios está haciendo en y por medio de ti.

FE

- Vuelve a repasar tu «Supervisión diaria» para recordar las acciones de gracias que has anotado durante los últimos 28 días. (Continúa anotando acciones de gracias en la sección Enfoque de tu «Supervisión diaria».)

- Pídele a Dios que abra tus ojos a las pequeñas bendiciones relacionadas con las circunstancias difíciles en tu vida. Escribe una línea de gratitud sobre algunos de los retos que estás afrontando.

SUPERVISIÓN
DIARIA

ALIMENTACIÓN

- ¿En qué medida se correspondieron tus comidas con el plato de El plan Daniel hoy?

- ¿Cómo evaluarías tu alimentación hoy en una escala del 1 al 10 (siendo 10 el mejor)?

1   2   3   4   5   6   7   8   9   10

- Algunas de las mejores decisiones que tomé hoy fueron: *(por ejemplo, comer un desayuno sano)*

EJERCICIO

- ¿Qué tipo de ejercicio/movimiento hiciste hoy?

- Duración

10   15   20   25   30   35   40   45   50   55   60

ENFOQUE

- Gratitud por hoy:

- Meta para mañana:

AMISTADES

- ¿Quién te alentó, apoyó o se unió a ti en tu viaje de salud hoy?

- ¿Quién necesita tu aliento, apoyo o compañía?

COMPROBACIÓN DIARIA
DE LA ALIMENTACIÓN

- ¿Qué comiste hoy? ¿Cómo te hizo sentir?

    DESAYUNO:

    APERITIVO:

    ALMUERZO:

    MERIENDA:

    CENA:

    AGUA: ¿CUÁNTA AGUA BEBISTE?

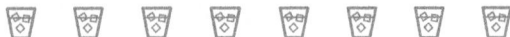

- Cuando comiste hoy, ¿fue porque tenías hambre? ¿O te sentiste motivado por el aburrimiento, el estrés o la fatiga?

- ¿Qué funcionó?

- ¿Hay algún ajuste o cambio para mañana?

Amistades
VELA POR LOS DEMÁS

No se ocupen sólo de sus propios intereses, sino también
procuren interesarse en los demás.

—Filipenses 2.4

REFLEXIÓN
DIARIA

Es fácil enfocarte solo en ti mismo a medida que intentas estar saludable. Sin embargo, parte de ser semejante a Jesús y mejorar tu salud es apartar el enfoque de tu persona. La Biblia dice que pongamos los intereses de los demás por delante de los propios. Dios te diseñó para que veles por los demás.

Centrarte en ti mismo y tu viaje de salud finalmente estrecha tu perspectiva hasta reducirla solo a tu pequeño mundo, lo cual puede conducirte a creer que tus problemas o retos son peores que los de otra persona. Eso puede llevar al desaliento. Y el desaliento puede conducir a sentimientos de fracaso.

Sin embargo, cuando te enfocas en los demás, ves que no estás solo, y ellos tampoco. Trabaja desinteresadamente a favor del éxito de tus amigos como lo harías por el tuyo. A medida que lo hagas, comenzarás a creer en verdad que Dios puede ayudarte a lograr tus metas, ya que verás con claridad lo que él está haciendo en la vida de otros.

Haz un esfuerzo consciente por entender las metas de salud de tus amigos, familiares, o aquellos que están en tu grupo de El plan Daniel. Escribe esas metas para orar por tus compañeros con regularidad. ¿A quién le enviarás un mensaje de correo electrónico o le escribirás una tarjeta alentándolo concretamente a lograr sus metas?

FE

- Hazte a un lado a ti mismo y considera cómo puedes planear una sencilla celebración para cuando un amigo logre una meta. Describe tu plan a continuación.

SUPERVISIÓN
DIARIA

ALIMENTACIÓN

- ¿En qué medida se correspondieron tus comidas con el plato de El plan Daniel hoy?

- ¿Cómo evaluarías tu alimentación hoy en una escala del 1 al 10 (siendo 10 el mejor)?

| 1 | 2 | 3 | 4 | 5 | 6 | 7 | 8 | 9 | 10 |

- Algunas de las mejores decisiones que tomé hoy fueron:
  (por ejemplo, comer un desayuno sano)

EJERCICIO

- ¿Qué tipo de ejercicio/movimiento hiciste hoy?

- Duración

  10   15   20   25   30   35   40   45   50   55   60

ENFOQUE

- Gratitud por hoy:

- Meta para mañana:

AMISTADES

- ¿Quién te alentó, apoyó o se unió a ti en tu viaje de salud hoy?

- ¿Quién necesita tu aliento, apoyo o compañía?

COMPROBACIÓN DIARIA
DE LA ALIMENTACIÓN

- ¿Qué comiste hoy? ¿Cómo te hizo sentir?

  DESAYUNO:

  APERITIVO:

  ALMUERZO:

  MERIENDA:

  CENA:

  AGUA: ¿CUÁNTA AGUA BEBISTE?

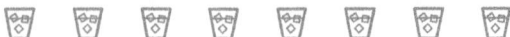

- Cuando comiste hoy, ¿fue porque tenías hambre? ¿O te sentiste motivado por el aburrimiento, el estrés o la fatiga?

- ¿Qué funcionó?

- ¿Hay algún ajuste o cambio para mañana?

Comprobación a los 10 días

	DÍA 30
Altura	
Peso	
IMC*	
Presión sanguínea	
Cintura	
Caderas	
Nivel de actividad**	

*Consultar la página 199 para calcular tu IMC.
****Sedentario** (rara vez o nunca hago actividades físicas).
Ligero (hago actividades físicas ligeras o moderadas cada semana).
Regular (hago actividades físicas moderadas semanalmente, 20-30 minutos al día, 3-4 días por semana).
Activo a vigoroso (hago actividades físicas moderadas o vigorosas semanalmente, 30-60 minutos al día, 5 o más días por semana).

EVALUACIÓN
PERSONAL

FE	ALIMENTACÍON	EJERCICIO	ENFOQUE	AMISTADES

- ¿En qué Esenciales te has estado enfocando y por qué?

- ¿Qué progresos has hecho? *¡Celebra tus victorias!*

- ¿Hay algo que aún se interpone en tu camino? Si es así, ¿qué harás de modo diferente para vencerlo?

- ¿Qué cosa nueva has aprendido acerca de ti mismo?

- Basándote en lo que has aprendido, ¿qué cambiarás la próxima semana?

- ¿Has logrado ya tus metas? *¡Felicidades!* Es momento de establecer algunas metas nuevas.

- Rodea con un círculo uno o dos *nuevos* Esenciales en los que enfocarte durante los próximos diez días.

  FE ALIMENTACIÓN EJERCICIO ENFOQUE AMISTADES

- ¡Establece ahora tus metas SMART y compártelas con un amigo!

Fe
DIOS USA TUS RETOS

Por eso, de la manera que recibieron a Cristo Jesús como Señor, vivan ahora en él, arraigados y edificados en él, confirmados en la fe como se les enseñó, y llenos de gratitud.

—Colosenses 2.6–7

REFLEXIÓN
DIARIA

Es fácil confiar en Dios cuando las cosas van muy bien. Sin embargo, la confianza se vuelve un poco más desafiante cuando las cosas no salen como tú quieres. Dios oye y responde cada oración que elevas, pero no siempre lo hace del modo en que deseas que lo haga. A veces Dios dice que sí, otras que no, y en ocasiones que todavía. Puede que incluso diga: «Yo tengo una idea diferente».

Confiar en Dios aun cuando no entiendes el modo en que responde tus oraciones se vuelve más fácil cuando mantienes tus raíces afianzadas profundamente en él. El modo en que respondes a la provisión de Dios edificará tu fe a medida que confías en él.

🎭 FE

- ¿Estás dispuesto a confiar en Dios incluso cuando no recibas la respuesta que esperabas?

- ¿Cómo se vería tu fe si aceptaras que Dios usa los retos, incluyendo los que experimentas con tu salud, para ayudarte a madurar y crecer?

SUPERVISIÓN
DIARIA

🍎 ALIMENTACIÓN

- ¿En qué medida se correspondieron tus comidas con el plato de El plan Daniel hoy?

- ¿Cómo evaluarías tu alimentación hoy en una escala del 1 al 10 (siendo 10 el mejor)?

| 1 | 2 | 3 | 4 | 5 | 6 | 7 | 8 | 9 | 10 |

- Algunas de las mejores decisiones que tomé hoy fueron:
  (por ejemplo, comer un desayuno sano)

🥾 EJERCICIO

- ¿Qué tipo de ejercicio/movimiento hiciste hoy?

- Duración

  10 15 20 25 30 35 40 45 50 55 60

💡 ENFOQUE

- Gratitud por hoy:

- Meta para mañana:

👥 AMISTADES

- ¿Quién te alentó, apoyó o se unió a ti en tu viaje de salud hoy?

- ¿Quién necesita tu aliento, apoyo o compañía?

COMPROBACIÓN DIARIA
DE LA ALIMENTACIÓN

- ¿Qué comiste hoy? ¿Cómo te hizo sentir?

    DESAYUNO:

    APERITIVO:

    ALMUERZO:

    MERIENDA:

    CENA:

    AGUA: ¿CUÁNTA AGUA BEBISTE?

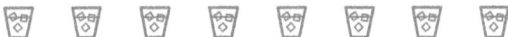

- Cuando comiste hoy, ¿fue porque tenías hambre? ¿O te sentiste motivado por el aburrimiento, el estrés o la fatiga?

- ¿Qué funcionó?

- ¿Hay algún ajuste o cambio para mañana?

Alimentación
DA UN RESPIRO

Nosotros no nos apartaremos de ti; reavívanos,
e invocaremos tu nombre.

—*Salmos 80.18*

REFLEXIÓN
DIARIA

Respirar es una de las pocas funciones de tu cuerpo que haces automáticamente; sin embargo, también es posible llevarla a cabo de manera consciente. Cuando recuerdas respirar profundamente, puedes en realidad limpiar tu cuerpo y tu mente. Al reducir la velocidad de tu respiración, disminuyes tu ritmo cardiaco y tu nivel de estrés. Respirar es una manera poderosa de fortalecer tu cuerpo.

Respirar conscientemente es un recordatorio de aminorar la marcha y pensar en nuestras decisiones, ya sea con respecto a nuestra fe, nuestra alimentación, nuestro ejercicio, nuestro enfoque o nuestras amistades. Por ejemplo, cuando respiramos profundamente varias veces antes de comer, enfocamos el acto de comer de un modo más consciente. Comemos menos y lo disfrutamos más.

Hoy, toma algún tiempo para respirar de manera lenta y profunda. Dios puede infundir nueva vida en ti y reavivar tus esfuerzos por llegar a estar más saludable. «Les daré aliento de vida, y así revivirán. Entonces sabrán que yo soy el Señor» (Ezequiel 37.6).

Antes de tu próxima comida, inspira y expira profundamente unas cuantas veces. ¿Cómo afecta esto el modo en que comes y la forma en que te sientes antes y después de la comida?

FE

- ¿Qué significa «vivir y respirar a Dios»? ¿Por qué es importante para tu éxito en El plan Daniel?

SUPERVISIÓN
DIARIA

ALIMENTACIÓN

- ¿En qué medida se correspondieron tus comidas con el plato de El plan Daniel hoy?

- ¿Cómo evaluarías tu alimentación hoy en una escala del 1 al 10 (siendo 10 el mejor)?

1   2   3   4   5   6   7   8   9   10

- Algunas de las mejores decisiones que tomé hoy fueron: (*por ejemplo, comer un desayuno sano*)

EJERCICIO

- ¿Qué tipo de ejercicio/movimiento hiciste hoy?

- Duración

10   15   20   25   30   35   40   45   50   55   60

ENFOQUE

- Gratitud por hoy:

- Meta para mañana:

AMISTADES

- ¿Quién te alentó, apoyó o se unió a ti en tu viaje de salud hoy?

- ¿Quién necesita tu aliento, apoyo o compañía?

COMPROBACIÓN DIARIA
DE LA ALIMENTACIÓN

- ¿Qué comiste hoy? ¿Cómo te hizo sentir?

  DESAYUNO:

  APERITIVO:

  ALMUERZO:

  MERIENDA:

  CENA:

  AGUA: ¿CUÁNTA AGUA BEBISTE?

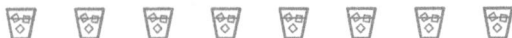

- Cuando comiste hoy, ¿fue porque tenías hambre? ¿O te sentiste motivado por el aburrimiento, el estrés o la fatiga?

- ¿Qué funcionó?

- ¿Hay algún ajuste o cambio para mañana?

Ejercicio
MOVIMIENTOS EN ORACIÓN

Él es quien da a todos la vida, el aliento y todas las cosas [...]
Esto lo hizo Dios para que todos lo busquen y, aunque sea a
tientas, lo encuentren. En verdad, él no está lejos de ninguno de
nosotros, «puesto que en él vivimos, nos movemos y existimos».
—Hechos 17.25, 27–28

REFLEXIÓN
DIARIA

El plan Daniel integra aquello que tendemos a separar: fe, alimentación, ejercicio, enfoque y amistades. Abordar en conjunto los cinco Esenciales realmente hace que resulten más fáciles.

Al llevar a cabo tus movimientos en oración, nuestra fe y nuestro ejercicio se conectan y fortalecen el uno al otro, recordándonos que en Dios «vivimos, nos movemos y existimos». Él es el dador de la vida y el aliento.

Cuando des un paseo, piensa en lo que significa caminar con Dios. Cuando te levantes para tomar un receso y no continuar sentado, haz una lista mental de tus bendiciones, u ora por las personas en tu hogar o tu lugar de trabajo.

¿Qué observas sobre ti mismo cuando realizas tus movimientos en oración?

FE

- Haz una lista de los movimientos en oración que llevarás a cabo hoy. No hay manera equivocada de hacer esto. ¡Cualquier movimiento es el correcto!

SUPERVISIÓN
DIARIA

ALIMENTACIÓN

- ¿En qué medida se correspondieron tus comidas con el plato de El plan Daniel hoy?

- ¿Cómo evaluarías tu alimentación hoy en una escala del 1 al 10 (siendo 10 el mejor)?

  1   2   3   4   5   6   7   8   9   10

- Algunas de las mejores decisiones que tomé hoy fueron:
  (por ejemplo, comer un desayuno sano)

EJERCICIO

- ¿Qué tipo de ejercicio/movimiento hiciste hoy?

- Duración

  10   15   20   25   30   35   40   45   50   55   60

ENFOQUE

- Gratitud por hoy:

- Meta para mañana:

AMISTADES

- ¿Quién te alentó, apoyó o se unió a ti en tu viaje de salud hoy?

- ¿Quién necesita tu aliento, apoyo o compañía?

COMPROBACIÓN DIARIA
DE LA ALIMENTACIÓN

- ¿Qué comiste hoy? ¿Cómo te hizo sentir?

  DESAYUNO:

  APERITIVO:

  ALMUERZO:

  MERIENDA:

  CENA:

  AGUA: ¿CUÁNTA AGUA BEBISTE?

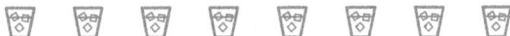

- Cuando comiste hoy, ¿fue porque tenías hambre? ¿O te sentiste motivado por el aburrimiento, el estrés o la fatiga?

- ¿Qué funcionó?

- ¿Hay algún ajuste o cambio para mañana?

Enfoque

REDEFINE EL FRACASO

El Señor dirige los pasos de los justos; se deleita en cada detalle de su vida. Aunque tropiecen, nunca caerán, porque el Señor los sostiene de la mano.

—*Salmos 37.23–24* (NTV)

REFLEXIÓN
DIARIA

El temor al fracaso es mucho más dañino que el fracaso mismo. El fracaso no es el fin del mundo. En realidad, exageramos muchísimo los efectos del fracaso.

¿Cómo podemos disminuir ese temor al fracaso? Al redefinirlo. Si no alcanzas una de tus metas de El plan Daniel, no has fracasado. En El plan Daniel no puedes fracasar, porque no hay fecha final. Si tienes un revés, te sobrepasas en un postre, o pierdes una oportunidad de ejercitar tu cuerpo, mañana es un nuevo día. Los reveses son simplemente parte del viaje que utilizas para aprender y crecer.

Considera que cada «error» te enseña un modo en que no funcionará y te lleva más cerca de descubrir lo que sí funcionará para ti. Los errores también nos recuerdan que necesitamos la ayuda de Dios, lo cual edifica nuestra fe. Cuando admitimos nuestra debilidad, Dios interviene y nos fortalece.

FE

- ¿Cómo se vería tu viaje hacia una vida más sana si pasaras cada día dependiendo de Jesús?

- ¿Qué puedes aprender de tus fracasos o errores? ¿Cómo pueden hacerte avanzar en lugar de retrasarte?

SUPERVISIÓN
DIARIA

ALIMENTACIÓN

- ¿En qué medida se correspondieron tus comidas con el plato de El plan Daniel hoy?

- ¿Cómo evaluarías tu alimentación hoy en una escala del 1 al 10 (siendo 10 el mejor)?

| 1 | 2 | 3 | 4 | 5 | 6 | 7 | 8 | 9 | 10 |

- Algunas de las mejores decisiones que tomé hoy fueron: *(por ejemplo, comer un desayuno sano)*

🏃 EJERCICIO

- ¿Qué tipo de ejercicio/movimiento hiciste hoy?

- Duración

  10   15   20   25   30   35   40   45   50   55   60

💡 ENFOQUE

- Gratitud por hoy:

- Meta para mañana:

👥 AMISTADES

- ¿Quién te alentó, apoyó o se unió a ti en tu viaje de salud hoy?

- ¿Quién necesita tu aliento, apoyo o compañía?

COMPROBACIÓN DIARIA
DE LA ALIMENTACIÓN

- ¿Qué comiste hoy? ¿Cómo te hizo sentir?

  DESAYUNO:

  APERITIVO:

  ALMUERZO:

  MERIENDA:

  CENA:

  AGUA: ¿CUÁNTA AGUA BEBISTE?

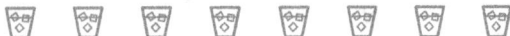

- Cuando comiste hoy, ¿fue porque tenías hambre? ¿O te sentiste motivado por el aburrimiento, el estrés o la fatiga?

- ¿Qué funcionó?

- ¿Hay algún ajuste o cambio para mañana?

Amistades
NINGÚN LLANERO SOLITARIO

Alguien que está solo, puede ser atacado y vencido, pero si son
dos, se ponen de espalda con espalda y vencen; mejor todavía
si son tres, porque una cuerda triple no se corta fácilmente.
—*Eclesiastés 4.12* (NTV)

REFLEXIÓN
DIARIA

Hay algunas cosas en tu vida que nunca serás capaz de cambiar sin el apoyo, las oraciones y el aliento de otras personas. El éxito requiere un trabajo en equipo.

Incluso Jesús no lo hizo solo. Él tenía un círculo de doce amigos y tres que eran más íntimos. Además, hablaba con su Padre todo el tiempo. A fin de encontrar salud y fuerza que perduren, necesitas sin lugar a dudas un grupo de amigos que te apoyen.

Si actúas solo, es más que probable que te desalientes y abandones cuando lleguen los desafíos. Sin embargo, trabajando juntos, pueden alentarse los unos a los otros a seguir adelante cuando el viaje se ponga difícil.

¿Con respecto a qué cosas te sentiste desalentado? Compártelo con tu grupo.

FE

- Si te resistes a recibir ayuda o apoyo, ¿a qué crees que se debe? Pídele a Dios que te muestre por qué y que te prepare para recibir ayuda.

- Proverbios 27.17 dice: «El hierro se afila con el hierro, y el hombre en el trato con el hombre». ¿De qué modo te afilan intelectualmente tus amigos más cercanos? ¿Cómo te alientan a crecer?

SUPERVISIÓN
DIARIA

ALIMENTACIÓN

- ¿En qué medida se correspondieron tus comidas con el plato de El plan Daniel hoy?

- ¿Cómo evaluarías tu alimentación hoy en una escala del 1 al 10 (siendo 10 el mejor)?

| 1 | 2 | 3 | 4 | 5 | 6 | 7 | 8 | 9 | 10 |

- Algunas de las mejores decisiones que tomé hoy fueron: (*por ejemplo, comer un desayuno sano*)

👟 EJERCICIO

- ¿Qué tipo de ejercicio/movimiento hiciste hoy?

- Duración

  10   15   20   25   30   35   40   45   50   55   60

💡 ENFOQUE

- Gratitud por hoy:

- Meta para mañana:

👥 AMISTADES

- ¿Quién te alentó, apoyó o se unió a ti en tu viaje de salud hoy?

- ¿Quién necesita tu aliento, apoyo o compañía?

COMPROBACIÓN DIARIA
DE LA ALIMENTACIÓN

- ¿Qué comiste hoy? ¿Cómo te hizo sentir?

  DESAYUNO:

  APERITIVO:

  ALMUERZO:

  MERIENDA:

  CENA:

  AGUA: ¿CUÁNTA AGUA BEBISTE?

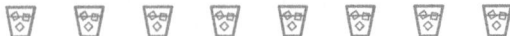

- Cuando comiste hoy, ¿fue porque tenías hambre? ¿O te sentiste motivado por el aburrimiento, el estrés o la fatiga?

- ¿Qué funcionó?

- ¿Hay algún ajuste o cambio para mañana?

Fe
CONFÍA MÁS EN DIOS

—Ven —dijo Jesús.

Pedro bajó de la barca y caminó sobre el agua en dirección a Jesús.

Pero al sentir el viento fuerte, tuvo miedo y comenzó a hundirse. Entonces gritó:

—¡Señor, sálvame!

En seguida Jesús le tendió la mano y, sujetándolo, lo reprendió:

—¡Hombre de poca fe! ¿Por qué dudaste?

—Mateo 14.29–31

REFLEXIÓN
DIARIA

La mayoría de las veces cuando decimos que necesitamos más fe, pensamos que eso significa que tenemos que *intentar* con más fuerza confiar en Dios. No obstante, lo cierto es que nuestra fe aumenta cuando damos pasos tangibles hacia la confianza en Dios.

La fe de Pedro aumentó cuando salió de la barca. Sin ese paso, no habría podido ver que Jesús iba a ayudarlo a caminar sobre el agua. Sin embargo, cuando Pedro advirtió las olas que lo rodeaban, perdió su enfoque en Jesús y de inmediato comenzó a hundirse.

La Biblia dice que Jesús no dudó en acercarse a Pedro y salvarlo. Luego lo reprendió con amor. No hubo ninguna condenación, tan solo una pregunta para ayudar a Pedro a pensar sobre cómo mantener sus ojos enfocados en Jesús.

FE

- ¿Cuáles son algunas áreas de El plan Daniel en las cuales has estado trabajando más duro, pero en realidad solo necesitabas confiar más en Dios?

- ¿Cómo y dónde has visto a Dios aumentar tu fe para ayudarte a llegar a estar más saludable en lo que respecta a tu fe, cuerpo o mente?

SUPERVISIÓN
DIARIA

ALIMENTACIÓN

- ¿En qué medida se correspondieron tus comidas con el plato de El plan Daniel hoy?

- ¿Cómo evaluarías tu alimentación hoy en una escala del 1 al 10 (siendo 10 el mejor)?

1	2	3	4	5	6	7	8	9	10

- Algunas de las mejores decisiones que tomé hoy fueron: (*por ejemplo, comer un desayuno sano*)

EJERCICIO

- ¿Qué tipo de ejercicio/movimiento hiciste hoy?

- Duración

10   15   20   25   30   35   40   45   50   55   60

ENFOQUE

- Gratitud por hoy:

- Meta para mañana:

AMISTADES

- ¿Quién te alentó, apoyó o se unió a ti en tu viaje de salud hoy?

- ¿Quién necesita tu aliento, apoyo o compañía?

COMPROBACIÓN DIARIA
DE LA ALIMENTACIÓN

- ¿Qué comiste hoy? ¿Cómo te hizo sentir?

  DESAYUNO:

  APERITIVO:

  ALMUERZO:

  MERIENDA:

  CENA:

  AGUA: ¿CUÁNTA AGUA BEBISTE?

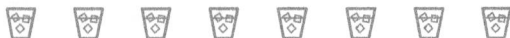

- Cuando comiste hoy, ¿fue porque tenías hambre? ¿O te sentiste motivado por el aburrimiento, el estrés o la fatiga?

- ¿Qué funcionó?

- ¿Hay algún ajuste o cambio para mañana?

Alimentación
ABUNDANCIA DE LO MEJOR

—No tienen que irse —contestó Jesús—. Denles ustedes mismos de comer.

Ellos objetaron:

—No tenemos aquí más que cinco panes y dos pescados.

—Tráiganmelos acá —les dijo Jesús.

Y mandó a la gente que se sentara sobre la hierba. Tomó los cinco panes y los dos pescados y, mirando al cielo, los bendijo. Luego partió los panes y se los dio a los discípulos, quienes los repartieron a la gente.

Todos comieron hasta quedar satisfechos, y los discípulos recogieron doce canastas llenas de pedazos que sobraron.

—Mateo 14.16–20

REFLEXIÓN
DIARIA

No tienes que preocuparte por tu siguiente comida, porque Dios sabe lo que necesitas y ha prometido cuidarte. Él también sabe lo que tu cuerpo precisa para funcionar bien. Los alimentos que desea darte en gran abundancia son aquellos que resultan mejores para tu cuerpo.

El plan Daniel no se trata de privación. Dios te ha proporcionado abundancia de buenos alimentos: verduras frescas, semillas, frutos secos, frutas, legumbres y carnes. Puedes comer en abundancia estos alimentos en El plan Daniel, y los nutrientes que proporcionan te fortalecerán.

A medida que aprendes sobre el poder de comer lo mejor de Dios, los alimentos no tienen que ser dañinos, sino una medicina que sana y nutre tu cuerpo.

FE

- ¿De qué maneras se ha vuelto la comida más importante para ti que alimentarte de la Palabra de Dios?

- ¿Por qué crees que comer los alimentos correctos requiere fe?

SUPERVISIÓN
DIARIA

ALIMENTACIÓN

- ¿En qué medida se correspondieron tus comidas con el plato de El plan Daniel hoy?

- ¿Cómo evaluarías tu alimentación hoy en una escala del 1 al 10 (siendo 10 el mejor)?

1   2   3   4   5   6   7   8   9   10

- Algunas de las mejores decisiones que tomé hoy fueron: *(por ejemplo, comer un desayuno sano)*

⬤ EJERCICIO

- ¿Qué tipo de ejercicio/movimiento hiciste hoy?

- Duración

  10   15   20   25   30   35   40   45   50   55   60

⬤ ENFOQUE

- Gratitud por hoy:

- Meta para mañana:

⬤ AMISTADES

- ¿Quién te alentó, apoyó o se unió a ti en tu viaje de salud hoy?

- ¿Quién necesita tu aliento, apoyo o compañía?

COMPROBACIÓN DIARIA
DE LA ALIMENTACIÓN

- ¿Qué comiste hoy? ¿Cómo te hizo sentir?

  DESAYUNO:

  APERITIVO:

  ALMUERZO:

  MERIENDA:

  CENA:

  AGUA: ¿CUÁNTA AGUA BEBISTE?

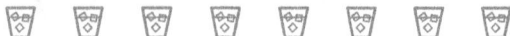

- Cuando comiste hoy, ¿fue porque tenías hambre? ¿O te sentiste motivado por el aburrimiento, el estrés o la fatiga?

- ¿Qué funcionó?

- ¿Hay algún ajuste o cambio para mañana?

Ejercicio
CAMBIO

Oh Señor, ¡cuánta variedad de cosas has creado!
Las hiciste todas con tu sabiduría; la tierra está
repleta de tus criaturas.

—Salmos 104.24 (NTV)

REFLEXIÓN
DIARIA

Mira a tu alrededor y podrás ver que Dios ama la variedad. Él creó personas de diferentes tamaños y formas. Hay todo tipo de árboles y plantas, y muchas opciones de cosas que podemos comer. Incluso tenemos opciones dentro de las opciones. Por ejemplo, hay más de 7.500 variedades de manzanas.

Dios sabe que necesitamos el cambio y la variedad, y eso incluye nuestra rutina de ejercicios. Si tu rutina llega a estancarse, el ejercicio se vuelve menos eficaz y el aburrimiento (o incluso el agotamiento) puede llegar. Por eso combinar los ejercicios puede añadir nueva vida a tu experiencia de entrenamiento físico. Podrías ser creativo en tus ejercicios cardiovasculares y extravagante en tu adiestramiento con pesas.

Cambiar tu rutina no solo mejora tu forma física, sino también agudiza tu enfoque. Ir por una ruta distinta al trabajo, probar un nuevo tipo de alimento, aprender una nueva habilidad, o incluso conocer personas nuevas ayuda a tu cerebro y tu cuerpo a mantenerse sanos y activos.

¿Qué puede evitar que llegues a aburrirte con el ejercicio?

ⓜ FE

- ¿Cómo puedes cambiar tu rutina —en cuanto a los ejercicios, la alimentación y las prácticas de fe— de modo que tu energía y tu enfoque sean renovados?

SUPERVISIÓN
DIARIA

ⓐ ALIMENTACIÓN

- ¿En qué medida se correspondieron tus comidas con el plato de El plan Daniel hoy?

- ¿Cómo evaluarías tu alimentación hoy en una escala del 1 al 10 (siendo 10 el mejor)?

| 1 | 2 | 3 | 4 | 5 | 6 | 7 | 8 | 9 | 10 |

- Algunas de las mejores decisiones que tomé hoy fueron:
  (*por ejemplo, comer un desayuno sano*)

EJERCICIO

- ¿Qué tipo de ejercicio/movimiento hiciste hoy?

- Duración

  10   15   20   25   30   35   40   45   50   55   60

ENFOQUE

- Gratitud por hoy:

- Meta para mañana:

AMISTADES

- ¿Quién te alentó, apoyó o se unió a ti en tu viaje de salud hoy?

- ¿Quién necesita tu aliento, apoyo o compañía?

COMPROBACIÓN DIARIA
DE LA ALIMENTACIÓN

- ¿Qué comiste hoy? ¿Cómo te hizo sentir?

  DESAYUNO:

  APERITIVO:

  ALMUERZO:

  MERIENDA:

  CENA:

  AGUA: ¿CUÁNTA AGUA BEBISTE?

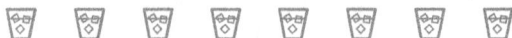

- Cuando comiste hoy, ¿fue porque tenías hambre? ¿O te sentiste motivado por el aburrimiento, el estrés o la fatiga?

- ¿Qué funcionó?

- ¿Hay algún ajuste o cambio para mañana?

Enfoque
REALCE

Endereza las sendas por donde andas;
allana todos tus caminos.

—Proverbios 4.26

REFLEXIÓN
DIARIA

Establecer metas no es solo una buena idea, sino también una disciplina espiritual. Las metas te ayudan a desarrollarte y llegar a ser todo lo que Dios quiere que seas.

Dios es un Dios que establece metas, y espera que tú también lo hagas. Como sugerimos antes, fijarte metas le dará un destino a tu visión. Avanza hacia la salud en todas las áreas de la vida y logra lo que Dios te ha llamado a ser volviendo a consultar tus metas SMART. Ellas te prepararán para un cambio duradero.

FE

- Comienza a pensar y orar sobre las metas SMART que puedes establecer para los siguientes cuarenta días. ¿Qué objetivo te está dirigiendo Dios a alcanzar? Pídele a Dios que te muestre los pasos para llegar hasta allí.

- ¿Cómo reflejan tus metas el deseo de crecer en la semejanza de Cristo y darle gloria a Dios?

SUPERVISIÓN
DIARIA

ALIMENTACIÓN

- ¿En qué medida se correspondieron tus comidas con el plato de El plan Daniel hoy?

- ¿Cómo evaluarías tu alimentación hoy en una escala del 1 al 10 (siendo 10 el mejor)?

  1   2   3   4   5   6   7   8   9   10

- Algunas de las mejores decisiones que tomé hoy fueron: *(por ejemplo, comer un desayuno sano)*

EJERCICIO

- ¿Qué tipo de ejercicio/movimiento hiciste hoy?

- Duración

  10   15   20   25   30   35   40   45   50   55   60

ENFOQUE

- Gratitud por hoy:

- Meta para mañana:

AMISTADES

- ¿Quién te alentó, apoyó o se unió a ti en tu viaje de salud hoy?

- ¿Quién necesita tu aliento, apoyo o compañía?

COMPROBACIÓN DIARIA
DE LA ALIMENTACIÓN

- ¿Qué comiste hoy? ¿Cómo te hizo sentir?

  DESAYUNO:

  APERITIVO:

  ALMUERZO:

  MERIENDA:

  CENA:

  AGUA: ¿CUÁNTA AGUA BEBISTE?

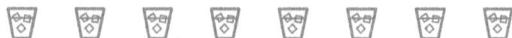

- Cuando comiste hoy, ¿fue porque tenías hambre? ¿O te sentiste motivado por el aburrimiento, el estrés o la fatiga?

- ¿Qué funcionó?

- ¿Hay algún ajuste o cambio para mañana?

Amistades
CONTINÚA CON TU COMPROMISO

Y los que procuran la paz sembrarán semillas de paz
y recogerán una cosecha de justicia.

—Santiago 3.18 (NTV)

REFLEXIÓN
DIARIA

Para llegar a estar saludable toda la vida necesitas permanecer vinculado a un pequeño grupo de amigos que te amarán y te apoyarán en tu viaje de El plan Daniel y durante el resto de tu vida.

Y tus amigos necesitan el mismo compromiso de tu parte. El plan Daniel no es solo para cuarenta días, sino para toda una vida de búsqueda de lo mejor de Dios para tu salud: espiritual, emocional y física.

Comprométanse a amarse los unos a los otros incluso en el peor momento, cuando quieras descargar tus frustraciones, y cuando hayas fallado en El plan Daniel durante cuatro semanas seguidas. Comprométanse a amarse como Cristo los amó. Comprométanse a llevar los unos las cargas de los otros y a ayudarse más allá de estos primeros cuarenta días hacia una mejor salud. Establece nuevas metas con algunos amigos o tu grupo, y sigue avanzando.

¿A quién conoces que esté comprometido contigo y con tu éxito? Al concluir este viaje de cuarenta días, ¿qué podrías hacer para que eso se convierta en una amistad duradera?

FE

- ¿Con qué amigos o miembros del grupo puedes renovar tu compromiso de fe y salud y emprender los siguientes pasos en tu viaje de El plan Daniel?

SUPERVISIÓN
DIARIA

ALIMENTACIÓN

- ¿En qué medida se correspondieron tus comidas con el plato de El plan Daniel hoy?

- ¿Cómo evaluarías tu alimentación hoy en una escala del 1 al 10 (siendo 10 el mejor)?

1   2   3   4   5   6   7   8   9   10

- Algunas de las mejores decisiones que tomé hoy fueron:
  (*por ejemplo, comer un desayuno sano*)

🥿 EJERCICIO

- ¿Qué tipo de ejercicio/movimiento hiciste hoy?

- Duración

  10   15   20   25   30   35   40   45   50   55   60

💡 ENFOQUE

- Gratitud por hoy:

- Meta para mañana:

👪 AMISTADES

- ¿Quién te alentó, apoyó o se unió a ti en tu viaje de salud hoy?

- ¿Quién necesita tu aliento, apoyo o compañía?

COMPROBACIÓN DIARIA
DE LA ALIMENTACIÓN

- ¿Qué comiste hoy? ¿Cómo te hizo sentir?

  DESAYUNO:

  APERITIVO:

  ALMUERZO:

  MERIENDA:

  CENA:

  AGUA: ¿CUÁNTA AGUA BEBISTE?

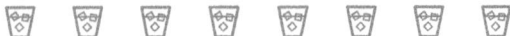

- Cuando comiste hoy, ¿fue porque tenías hambre? ¿O te sentiste motivado por el aburrimiento, el estrés o la fatiga?

- ¿Qué funcionó?

- ¿Hay algún ajuste o cambio para mañana?

Evaluación de salud a los 40 días

Anota de nuevo tus cifras del DÍA 1	DÍA 40
Altura	Altura
Peso	Peso
IMC*	IMC*
Presión sanguínea	Presión sanguínea
Cintura	Cintura
Caderas	Caderas
Nivel de actividad**	Nivel de actividad**

*Consultar la página 199 para calcular tu IMC.

****Sedentario** (rara vez o nunca hago actividades físicas).
Ligero (hago actividades físicas ligeras o moderadas cada semana).
Regular (hago actividades físicas moderadas semanalmente, 20-30 minutos al día, 3-4 días por semana).
Activo a vigoroso (hago actividades físicas moderadas o vigorosas semanalmente, 30-60 minutos al día, 5 o más días por semana).

EVALUACIÓN
PERSONAL

FE   ALIMENTACÍON   EJERCICIO   ENFOQUE   AMISTADES

- ¿En qué Esenciales te enfocaste durante los últimos cuarenta días?

- ¿Qué progresos has hecho? *¡Celebra tus victorias!*

- ¿Hay algo que aún se interpone en tu camino? Si es así, ¿qué harás de modo diferente para vencerlo?

- ¿Qué cosa nueva has aprendido acerca de ti mismo?

- Basándote en lo que has aprendido, ¿qué cambiarás al seguir avanzando?

Pasos siguientes

Ahora que has vivido la experiencia de El plan Daniel durante los últimos cuarenta días, ¿cómo te sientes? Probablemente hayas progresado, y es posible que los cambios se estén convirtiendo en parte de tu estilo de vida cotidiano. ¡Felicidades! Esta es tu nueva normalidad.

Y aquí está la gran noticia: ¡este es solo el principio! La experiencia de *El plan Daniel: Diario personal* está pensada para *lanzarte* a tu viaje hacia la salud. Durante estos cuarenta días te hemos equipado con inspiración espiritual y lo fundamental de los cinco Esenciales. El impulso resultante de dar tus primeros pequeños pasos está comenzando a afianzarse.

Como has aprendido, supervisar y comprobar tu progreso es clave para un cambio sostenible. A continuación tienes más pasos prácticos entre los que escoger a medida que continúas tu viaje hacia una vida más sana.

Sigue escribiendo un diario personal: Consigue un nuevo diario, crea el tuyo propio, o consulta la App de El plan Daniel (disponible en la página *www.elplandaniel.com*) para supervisar tu progreso y conectarte con otras personas.

Establece tu perfil de salud GRATUITO: si aún no lo has hecho, visita *www.elplandaniel.com* y establece hoy tu perfil de salud GRATUITO.

Crea nuevas metas SMART en fe: ahora que has experimentado la emoción de lograr tus metas, es el momento de llevar tu salud a un nuevo nivel. ¡Piensa en grande!

Regístrate para recibir nuestro boletín semanal: regístrate en *www.elplandaniel.com* para recibir semanalmente nuestras recetas, recursos prácticos, aliento diario, inspiración bíblica, consejos para estar en forma y muchas otras cosas.

Dirige un nuevo estudio en grupo: invita a algunos amigos a comenzar un nuevo grupo pequeño. Realicen juntos las seis sesiones en vídeo de *El plan Daniel*. Este estudio les enseñará los principios fundamentales de El plan Daniel, con la inspiración bíblica del pastor Warren, nuestros doctores fundadores y nuestros expertos en bienestar. Obtén más información en *www.elplandaniel.com.*

Comparte El plan Daniel: ahora que has probado todo lo que El plan Daniel tiene que ofrecer, ¿por qué no compartirlo con un amigo, compañero de trabajo o vecino? Habla al respecto con tu comunidad de fe. Ofrece hoy el regalo de la salud.

Esquema de IMC

IMC	PESO SALUDABLE							SOBREPESO			
	19	**20**	**21**	**22**	**23**	**24**	**25**	**26**	**27**	**28**	**29**
Altura					Peso corporal en libras						
4'10"	91	96	100	105	110	115	119	124	129	134	138
4'11"	94	99	104	109	114	119	124	128	133	138	143
5'	97	102	107	112	118	123	128	133	138	143	148
5'1"	100	106	111	116	122	127	132	137	143	148	153
5'2"	104	109	115	120	126	131	136	142	147	153	158
5'3"	107	113	118	124	130	135	141	146	152	158	163
5'4"	110	116	122	128	134	140	145	151	157	163	169
5'5"	114	120	126	132	138	144	150	156	162	168	174
5'6"	118	124	130	136	142	148	155	161	167	173	179
5'7"	121	127	134	140	146	153	159	166	172	178	185
5'8"	125	131	138	144	151	158	164	171	177	184	190
5'9"	128	135	142	149	155	162	169	176	182	189	196
5'10"	132	139	146	153	160	167	174	181	188	195	202
5'11"	136	143	150	157	165	172	179	186	193	200	208
6'	140	147	154	162	169	177	184	191	199	206	213
6'1"	144	151	159	166	174	182	189	197	204	212	219
6'2"	148	155	163	171	179	186	194	202	210	218	225
6'3"	152	160	168	176	184	192	200	208	216	224	232
6'4"	156	164	172	180	189	197	205	213	221	230	238

ESQUEMA IMC cont.

					OBESO						
IMC	30	31	32	33	34	35	36	37	38	39	40
Altura					Peso corporal en libras						
4'10"	143	148	153	158	162	167	172	177	181	186	191
4'11"	148	153	158	163	168	173	178	183	188	193	198
5'	153	158	163	168	174	179	184	189	194	199	204
5'1"	158	164	169	174	180	185	190	195	201	206	211
5'2"	164	169	175	180	186	191	196	202	207	213	218
5'3"	169	175	180	186	191	197	203	208	214	220	225
5'4"	174	180	186	192	197	204	209	215	221	227	232
5'5"	180	186	192	198	204	210	216	222	228	234	240
5'6"	186	192	198	204	210	216	223	229	235	241	247
5'7"	191	198	204	211	217	223	230	236	242	249	255
5'8"	197	203	210	216	223	230	236	243	249	256	262
5'9"	203	209	216	223	230	236	243	250	257	263	270
5'10"	209	216	222	229	236	243	250	257	264	271	278
5'11"	215	222	229	236	243	250	257	265	272	279	286
6'	221	228	235	242	250	258	265	272	279	287	294
6'1"	227	235	242	250	257	265	272	280	288	295	302
6'2"	233	241	249	256	264	272	280	287	295	303	311
6'3"	240	248	256	264	272	279	287	295	303	311	319
6'4"	246	254	263	271	279	287	295	304	312	320	328

Colaboradores

Dee Eastman es la directora de El plan Daniel en la iglesia Saddleback y tiene pasión por ayudar a las personas a avanzar hacia una mejor salud a la vez que se acercan más a Dios. Dee es una activa conferencista y fue coautora de un currículo de estudio de la Biblia que ha vendido más de tres millones de ejemplares.

John Walker, director editorial de los devocionales Daily Hope, de Rick Warren, es un pastor, escritor y editor que ha servido a la comunidad de la iglesia Saddleback en las comunicaciones por casi quince años. También es el editor fundador de Ministry ToolBox, de Rick Warren.

Keri Wyatt Kent, autora y conferencista, es una colaboradora regular en varias revistas, páginas web y blogs. Ha escrito diez libros y ha sido coautora de varios más.

Sean Foy, presidente y fundador de Personal Wellness Corporation, es fisiólogo experto en ejercicio, entrenador de conducta y conferencista. También es el autor y desarrollador del distintivo programa de ejercicio para The Biggest Loser Pro Training.

April O´Neil, escritora y especialista en comunicación para El plan Daniel, es también entrenadora certificada de salud integral y fundadora de Nourished Women. Su pasión es enseñarles a las personas cómo sanar física, espiritual y emocionalmente.

Shelly Antol, gerente de operaciones y mercadotecnia para El plan Daniel, dirige proyectos clave como el *Recetario de El plan Daniel* (solamente disponible en inglés). Ha sido una líder comunitaria para grupos pequeños de mujeres y dirigió el ministerio MOPS en la iglesia Saddleback.

Kathrine Lee, creadora en conjunto y directora ejecutiva de The Ultimate Source, es una conferencista reconocida internacionalmente y ha tocado a millones de personas con su mensaje de esperanza y transformación. Kathrine es miembro de la junta de consejeros de El plan Daniel.

Brian Williams, autor, entrenador personal certificado y pastor ordenado, tiene una extensa experiencia en ayudar a las personas a lograr una transformación en la vida. Utilizando la responsabilidad y el aliento, tiene un método individualizado que ayuda a las personas a tener éxito en lo que respecta a alcanzar sus metas.

El plan Daniel
40 Días hacia una vida más saludable

Rick Warren D. Min.,
Daniel Amen M.D.,
y Mark Hyman M.D.

El plan Daniel: 40 días hacia una vida más saludable, por Rick Warren, Dr. Daniel Amen y Dr. Mark Hyman, es un enfoque innovador para lograr un estilo de vida sano en el que las personas mejoren optimizando su salud en las áreas clave de fe, alimentación, ejercicio, enfoque y amistades. Dentro de estos cinco Esenciales clave de la vida, se ofrece a los lectores multitud de recursos y el fundamento para llegar a estar saludable. En definitiva, *El plan Daniel* se trata de abundancia, no de privación, y por eso el plan es a la vez transformador y sostenible. *El plan Daniel* enseña maneras sencillas de incorporar decisiones sanas a tu actual estilo de vida, a la vez que te alienta a confiar en el poder de Dios mediante principios bíblicos. Se alienta a los lectores a hacer El plan Daniel con otra persona o grupo para maximizar su potencial de experimentar un estilo de vida sano en todos los aspectos. Se ofrece a los lectores aplicaciones de vanguardia y prácticas que son fáciles de implementar y crear resultados tangibles.

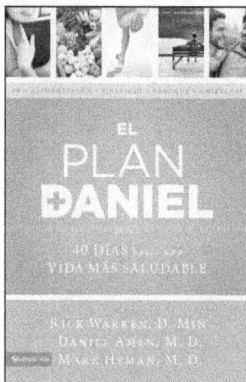

Nos agradaría recibir noticias suyas.
Por favor, envíe sus comentarios sobre este libro
a la dirección que aparece a continuación.
Muchas gracias.

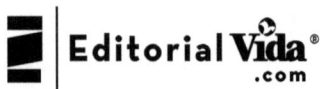

Editorial Vida®
.com

Vida@zondervan.com
www.editorialvida.com